AF312266

SUR

LA CONTAGION ET LA SPONTANÉITÉ

DES

MALADIES VIRULENTES

DES ANIMAUX DOMESTIQUES.

DEUXIÈME LETTRE

À M. H. BOULEY, membre de l'Institut, inspecteur général des
Écoles vétérinaires,
Directeur du RECUEIL DE MÉDECINE VÉTÉRINAIRE,

Par M. F. TABOURIN

PROFESSEUR DE PHYSIQUE, DE CHIMIE, DE MATIÈRE MÉDICALE ET DE TOXICOLOGIE
À L'ÉCOLE VÉTÉRINAIRE DE LYON.

PARIS

P. ASSELIN, LIBRAIRE DE LA FACULTÉ DE MÉDECINE
ET DE LA SOCIÉTÉ CENTRALE DE MÉDECINE VÉTÉRINAIRE
PLACE DE L'ÉCOLE-DE-MÉDECINE

1876

SUR

LA CONTAGION ET LA SPONTANÉITÉ

MALADIES VIRULENTES

DES ANIMAUX DOMESTIQUES

DEUXIÈME LETTRE

A M. H. BOULEY, membre de l'Institut, inspecteur général des
Écoles vétérinaires,
Directeur du RECUEIL DE MÉDECINE VÉTÉRINAIRE.

Par M. F. TABOURIN

PROFESSEUR DE PHYSIQUE, DE CHIMIE, DE MATIÈRE MÉDICALE ET DE TOXICOLOGIE
A L'ÉCOLE VÉTÉRINAIRE DE LYON.

PARIS

P. ASSELIN, LIBRAIRE DE LA FACULTÉ DE MÉDECINE

ET DE LA SOCIÉTÉ CENTRALE DE MÉDECINE VÉTÉRINAIRE

PLACE DE L'ÉCOLE-DE-MÉDECINE

1876

Extrait du RECUEIL DE MÉDECINE VÉTÉRINAIRE

NUMÉROS DE JUIN, AOUT ET SEPTEMBRE 1876

LA CONTAGION ET LA SPONTANÉITÉ

DES

MALADIES VIRULENTES

DES ANIMAUX DOMESTIQUES

DEUXIÈME LETTRE

> Sans spécificité de cause, il ne peut y
> avoir spécificité d'effet.   (BOUILLAUD.)

Monsieur le Directeur,

Dans une première lettre relative aux maladies virulentes dont nos animaux domestiques peuvent être atteints, et que vous avez bien voulu insérer dans le numéro d'avril 1874 du *Recueil*, je soutenais les deux propositions suivantes :

1° Que ces maladies ayant pour base un principe étranger à l'organisme, une sorte d'œuf ou de germe (*virus*), devaient commencer par un véritable ensemencement, soit naturel (contagion), soit artificiel (inoculation), et se propager toujours par les mêmes moyens;

2° Qu'en sacrifiant les premiers animaux atteints ou suspects de ces maladies, en anéantissant ces porteurs de *graines virulentes*, on avait toute chance d'éteindre peu à peu ces espèces morbides si distinctes de toutes les autres, comme on le fait si aisément avec la peste bovine.

Mais comme ce sujet difficile est en dehors du cadre de mes études habituelles, et que, pour beaucoup de nos confrères, je pouvais manquer d'autorité en la matière, je m'empressai de déclarer, dès le début de ma lettre, que je tenais seulement à dire mon opinion sur la question en litige, sans avoir la prétention de convertir personne à ma manière de voir ; que, n'ayant pas l'intention de critiquer qui que ce soit, j'éviterais autant que possible les noms propres, et qu'en raison de cela je déclinais à l'avance toute discussion sur ce point, etc.

Malgré ces réserves et le ton très-modéré de ma lettre, j'ai provoqué, à mon grand étonnement et à mon vif regret, quelques susceptibilités, soit dans les Écoles, soit au dehors. Ce résultat, bien inattendu pour moi et que je déplore sincèrement, m'a longtemps fait hésiter à aborder de nouveau ce sujet scabreux ; mais, en y réfléchissant, j'ai pensé qu'il était bon de conserver intacte parmi nous la liberté de discussion scientifique, en la maintenant, autant que possible, en dehors des personnalités ; de plus, j'estime que quand on se croit en possession d'une vérité utile, on doit la faire connaître, quelles qu'en doivent être les conséquences, même en dépit de la sagesse des nations, qui affirme que : *toute vérité n'est pas bonne à dire* (1).

Du reste, les objections et les critiques qui ont été adressées à mon travail et à la doctrine de la non spontanéité des maladies virulentes, que je soutiens avec la majorité de l'École de Lyon, quoique courtoises et modérées pour la plupart, je m'empresse de le reconnaître, me mettent dans l'obligation de répliquer à mes contradicteurs, ainsi que vous me l'avez dit vous-même de vive voix, Monsieur le Directeur. Je m'y résous donc, quoique avec hésitation et presque avec regret ; mais comme je suis exposé à rencontrer encore sur ma route plus d'une personnalité ombrageuse, et que, d'un autre côté, j'ai besoin d'avoir mes coudées franches pour dire toute ma pensée sur le sujet en litige, je tiens à bien établir quels sont, à mon sens, les principes sur lesquels repose toute discussion scientifique sérieuse. Cette précaution oratoire me paraît d'autant plus nécessaire que, sous l'influence de quelques mauvais esprits qui ont longtemps dominé dans la presse vétérinaire, on avait pris parmi nous la déplorable habitude de discuter plutôt les personnes que les doctrines et les opinions. Or, comme l'intérêt bien entendu de la science et de la bonne confraternité demande qu'on

---

(1) Fontenelle, un philosophe et un sage, exprimait cet adage autrement : « Si j'avais, disait-il, les mains pleines de vérités, je me garderais bien de les ouvrir. »

agisse précisément en sens contraire, je tiens à bien poser les principes qui me serviront de guide dans la discussion épineuse que je vais entreprendre. Ces principes sont peu nombreux, très-nets, et seront examinés dans autant de paragraphes distincts.

I. — Nul ne reste dans l'erreur sciemment et de parti pris

Il résulte de l'énoncé de ce principe, que nous devons considérer les opinions de nos adversaires, quoique opposées aux nôtres, comme aussi sincères que celles que nous soutenons nous-mêmes. Notre devoir est donc de les discuter avec modération et mesure, et, autant que possible, en nous appuyant sur des principes scientifiques bien démontrés et sur des faits rigoureusement observés. Aller au delà, c'est dépasser son droit, et se contenter surtout de substituer purement et simplement ses idées propres à celles d'autrui, c'est perdre son temps et ne rien faire.

II. — La science s'intéresse aux opinions et non aux personnes

Ce deuxième principe, non moins évident que le premier, repose sur cette considération : que la science a pour base un certain nombre de principes et de lois déduits des données fournies par l'observation et surtout par l'expérimentation. Elle est donc intéressée à la discussion des doctrines, des idées et des opinions plus ou moins nouvelles qui surgissent, et qui sont de nature à modifier les bases sur lesquelles elle repose, mais elle reste indifférente à l'égard des personnes qui les émettent, quelque saillantes qu'elles soient d'ailleurs. C'est donc bien à tort, selon moi, qu'on fait jouer un rôle prépondérant aux personnalités dans les critiques et discussions scientifiques. Une opinion vaut par elle-même et non par la personne qui l'a émise. Nous examinerons donc ici les opinions et non les personnes, car les opinions seules intéressent la science.

Mon intention, vous le voyez, Monsieur le Directeur, est donc de me livrer ici à une discussion sérieuse des opinions de mes adversaires, mais à une discussion aussi modérée que possible, et, si je puis ainsi parler, aussi *impersonnelle* que je le pourrai. Aussi bien, je tiens à bien établir que, non-seulement je n'ai pas l'intention de critiquer mes confrères, mais aussi de déclarer qu'en conscience je n'en ai pas le droit, attendu que j'ai partagé longtemps les idées de mes contradicteurs sur la naissance des maladies virulentes. Comme je tiens en toute chose à avoir une situation nette, je vais dire très-franchement, pour l'instruction de tous, comment j'ai été amené à adopter la doctrine que je soutiens actuellement.

J'ai reçu à peu près la même éducation scientifique que vous, Monsieur le Directeur, puisque nous sommes presque contemporains; il en est de même de la plupart de vos correspondants et beaucoup de nos lecteurs. L'École de Lyon, qui a toujours été résolûment contagioniste, était aussi spontanéiste à l'égard de la plupart des maladies virulentes des animaux, ce qui était pourtant contradictoire. Quoi qu'il en soit, j'ai donc été élevé dans les idées spontanéistes, et je les ai conservées longtemps; à la vérité, les parties de l'enseignement vétérinaire dont j'ai été successivement chargé ne m'ont guère permis de prendre couleur sur ce point et de manifester publiquement ma manière de voir à cet égard. Les idées spontanéistes dont on m'avait imprégné étaient donc restées dans mon esprit en quelque sorte à l'état *latent*. Comment ai-je été amené à les abandonner? Par quelle circonstance ai-je été conduit sur ce que je considère comme le chemin de la vérité? C'est ce que je vais dire en toute franchise.

Le premier auteur qui a entamé mon opinion de spontanéiste, détail assez piquant! est précisément un partisan outré de la doctrine, presque le chef de la spontanéité, M. Renault lui-même. En lisant son *Traité de la peste bovine*, je fus frappé de ce fait fondamental, c'est que cette maladie ne se développe jamais dans nos contrées que par la contagion, contrairement à ce qu'on en pensait autrefois et que le professait encore M. Delafond. L'auteur donnait de ce fait, avec sa vigueur ordinaire, des preuves nombreuses et, on peut le dire, surabondantes. Ma conviction sur ce point une fois formée, je me demandai naturellement si ce qui était vrai pour le typhus ne pourrait pas l'être aussi pour les autres maladies virulentes. Une brèche grave venait d'être faite à mes opinions de spontanéiste.

Après Renault, c'est M. Pasteur qui a le plus contribué à modifier mes idées sur la genèse des maladies contagieuses. En lisant ses écrits sur la génération spontanée et sur les fermentations, je fus vivement impressionné et j'acquis immédiatement la conviction que cette antique croyance de la procréation spontanée des êtres inférieurs, végétaux et animaux, était entièrement fausse et ne reposait que sur une interprétation erronée des faits sur lesquels elle reposait. Je me demandai, dès lors, si la prétendue naissance spontanée de certaines maladies contagieuses, *espèces morbides* si distinctes de toutes les autres, ne reposait pas également sur une erreur d'interprétation des faits qui lui servent de base. La découverte des *corpuscules virulents* par M. Chauveau, ne laissa plus de doute dans mon esprit, et désormais la génération spontanée des maladies virulentes me parut tout aussi invraisemblable que celle des êtres vivants.

En 1866, cette question si importante d'étiologie fut portée par M. Chauveau devant la Société de médecine de Lyon, où la doctrine de la non-spontanéité des maladies virulentes fut vigoureusement soutenue par M. Saint-Cyr. A cette occasion, le corps médical lyonnais, qui renferme tant de praticiens distingués, prit une large part à cette discussion et se partagea en deux camps, comme la section vétérinaire; seulement il est à remarquer que les médecins non spontanéistes se firent remarquer par un raisonnement plus serré et par un esprit scientifique bien supérieur à celui de leurs adversaires. Les lecteurs désireux de prendre connaissance de cette intéressante lutte scientifique en trouveront les détails dans le *Journal de médecine vétérinaire*, publié à Lyon, année 1867.

C'est vers cette époque que je fus amené à comparer la rareté actuelle de la morve avec la fréquence déplorable qu'elle présentait à l'époque où j'étais sur les bancs et à en chercher la cause, ainsi que je l'ai exposé dans ma première lettre. C'est aussi depuis ce moment que j'ai causé volontiers de l'origine des maladies virulentes avec mes collègues de l'École, avec vous-même, Monsieur le Directeur, avec mes confrères les praticiens; que j'ai discuté la question par correspondance avec deux amis très-distingués, M. Delorme, d'Arles, et M. Dupont, de Bordeaux. J'ai donc été amené peu à peu, et presque malgré moi, à traiter un sujet si en dehors du cadre habituel de mes études; et voilà pourquoi un professeur de *sciences accessoires*, comme dit dédaigneusement M. C. Leblanc, a été conduit à écrire sur les maladies virulentes qui attaquent nos animaux domestiques la lettre que vous savez.

Si j'ai tenu à dire à vos lecteurs comment j'ai été amené à aborder le difficile sujet qui nous divise, ce n'est pas, croyez-le bien, Monsieur le Directeur, pour le vain plaisir de mettre en scène ma personnalité : non assurément ; c'est pour un autre motif plus grave. Beaucoup de praticiens s'imaginent que nous, théoriciens, hommes de cabinet, comme ils disent, procédons dans nos écrits à la manière des romanciers et des feuilletonistes ; qu'un beau jour, enveloppés dans notre robe de chambre et les pieds sur les chenêts, si une idée germe dans notre cervelle, nous saisissons la plume qui est toujours sous notre main et qu'incontinent nous donnons pleine carrière à notre imagination. Je supplie mes chers confrères de croire que les membres de l'enseignement des trois Écoles ont moins d'imagination qu'ils se le figurent ; que, pour la plupart, nous avons trop le respect de la science pour la traiter avec ce sans façon ; et, enfin, ils voient qu'en la circonstance ce n'est guère qu'après dix années de réflexion et de recherches que je me suis permis d'écrire la modeste lettre qui a figuré dans les colonnes du *Recueil* de l'année 1874.

Ces préliminaires, qui m'ont paru indispensables, étant posés, je vais de nouveau aborder le difficile problème qui nous occupe. Je commencerai par répondre rapidement aux objections principales que vous avez faites à mon premier écrit ; puis je reviendrai sur le compte des maladies virulentes qui ont fait l'objet de ma lettre ; enfin, je terminerai par l'examen des faits cliniques dans leur valeur étiologique au point de vue des maladies virulentes, et qui forme le sujet principal de cette deuxième lettre.

Après avoir publié ma première lettre dans le n° d'avril du *Recueil de médecine vétérinaire*, vous avez bien voulu en présenter une analyse critique à vos lecteurs dans les n^{os} de mai et de juin de la même année. Bien que votre appréciation de mon travail ait été faite d'une façon courtoise et souvent en termes très-obligeants pour moi, je ne puis, Monsieur le Directeur, et à mon grand regret, accepter votre jugement sur tous les points, d'autant plus qu'en maintes circonstances vous ne paraissez pas avoir bien nettement saisi ma pensée. Je vous demande donc la permission d'examiner les principales objections que vous avez faites à ce que vous appelez *ma doctrine ;* je le ferai aussi rapidement que possible, pour ne pas fatiguer vos lecteurs.

Une de vos premières objections m'a beaucoup surpris, car elle ne ressort ni de la lettre ni de l'esprit de ce que vous voulez bien appeler mon *Mémoire.* Vous prétendez (p. 328, n° de mai 1874) que la doctrine de la non-spontanéité serait dangereuse dans la pratique sous prétexte que, n'admettant que la rage communiquée, je ne me défierais pas de celle qui est spontanée, et qu'il pourrait en résulter des inconvénients plus ou moins graves. Cette objection n'est pas sérieuse, car n'admettant pas deux espèces de rages, je n'ai pas à me préoccuper ni de l'origine ni de la variété de la maladie, et en présence d'un chien présentant les signes précurseurs de cette terrible affection, je ne verrais qu'un seul parti raisonnable à prendre, c'est de le sacrifier immédiatement et sans pitié. Il pourra peut-être y avoir, parmi les chiens sacrifiés ainsi sommairement, quelques victimes innocentes, atteintes, par exemple, de ce que vous avez appelé vous-même la *pseudo-rage ;* mais j'avoue que je m'en consolerais aisément à cause de la sécurité qui en résulterait pour notre espèce, qui m'inspire plus d'intérêt que celle du chien, pour laquelle, je l'avoue, je n'ai aucune espèce de tendresse, au contraire.

Un autre point sur lequel je ne puis accepter votre jugement, j'ai le regret de vous le dire, c'est ce qui concerne la *gourme* et le *charbon,* à l'égard desquels j'ai montré quelque hésitation que vous qualifiez de *défaillance* relativement à la doctrine que je soutiens. Je déclarais, en effet, dans ma première lettre, qu'en ce qui regarde ces deux maladies je faisais mes réserves, mon opinion n'étant pas formée sur ce point; mais je me hâtais d'ajouter que, d'après les principes qui me servaient de guide dans cette question d'étiologie, il convenait de rattacher ces deux affections à la non spontanéité. Malgré cette remarque, qui servait en quelque sorte de correctif à la proposition principale, vous vous hâtez de triompher, et vous ajoutez : « Cette indécision de M. Tabourin ne laisse pas que de me surprendre, car si sa doctrine est vraie, si la théorie des générations spontanées est aussi erronée pour les choses de l'ordre pathologique que pour celles de l'ordre physiologique, la génération spontanée de la gourme et du charbon doit être pour lui tout autant impossible et conséquemment inadmissible que celle de la morve, du typhus, de la rage et de la pneumonie. D'où vient donc son indécision? » Eh bien! Monsieur le Directeur, je vais vous le dire.

Je dois convenir tout d'abord que la phrase dont je me suis servi est un peu vague et incomplète, et c'est là sans doute la cause de l'erreur dans laquelle vous êtes tombé. J'aurais dû dire : *dans l'état actuel de la science*, il règne dans mon esprit, en ce qui concerne la gourme et le charbon, un peu d'indécision, etc. Cette remarque faite, vous voyez combien votre critique est peu fondée, et que, au lieu de me blâmer, vous auriez dû plutôt me féliciter de ma prudence, car cela vous démontre que, bien loin de me prononcer précipitamment et à la légère sur cette grave question d'étiologie, comme d'aucuns l'ont insinué, je ne me hasarde qu'avec prudence sur ce terrain mouvant et ne me prononce qu'à bon escient. — J'aurais été blâmable si je m'étais prononcé nettement sur ces sujets encore à l'étude, et vous auriez été autorisé à me reprocher ma témérité; mais comme j'ai agi en sens contraire, je ne puis accepter votre critique sur ce point. Du reste, précisons les choses.

Quand nous étions l'un et l'autre sur les bancs de l'École, et nous y étions presque en même temps, que nous disait-on de la *gourme*, par exemple? J'ignore ce qu'on vous en disait à Alfort, mais ici, à Lyon, on nous présentait cette maladie comme une sorte d'affection critique des voies respiratoires des jeunes chevaux, comparable, à certains égards, à celle qu'on remarque dans le jeune âge chez le chien; que la gourme mal jetée ou mal guérie pouvait dégénérer en morve. C'était tout. Quant à sa contagion, il en était à peine question : tout au plus nous disait-on quelques mots des recherches de Gohier sur ce sujet. Aujourd'hui la question a changé de face, je le sais, et bon nombre de nos confrères, surtout les jeunes, admettent pleinement sa propriété contagieuse; mais beaucoup de praticiens, parmi les anciens, la mettent en doute, et quelques-uns même la rejettent entièrement. En cet état des choses, pouvais-je me prononcer? Je ne le crois pas, et je persiste à croire qu'il était sage de faire des réserves sur ce point.

En ce qui concerne le charbon, grâce aux recherches de M. le docteur Davaine, on est un peu mieux fixé sur sa nature, mais il reste encore beaucoup de points à élucider dans l'histoire de cette redoutable affection. Ce que l'on sait d'une façon certaine, c'est que, quel que soit son mode de manifestation extérieure (fièvre charbonneuse, charbon symptomatique, pustule maligne, sang de rate, pissement de sang du mouton, etc.), elle est toujours la même au fond et facilement inoculable à tous les animaux. Le charbon paraît avoir pour principe essentiel, ou mieux pour *caractéristique*, une sorte de *bactérie* ou de *vibrion*, ou ce qu'on appelle encore un *microzyma*. Cette espèce de ferment septique vit, se développe et se multiplie à l'infini dans le sang des animaux, qui paraît être son milieu le plus favorable; détruit les qualités organiques et vitales de ce fluide nutritif, et, de plus, lui communique la *virulence* à un degré inouï, comme le démontrent les recherches de M. Colin sur ce point.

Ce germe destructeur peut avoir une double origine, une *extérieure* et une *intérieure*, et dans les deux cas il présente les mêmes caractères. Lorsqu'il vient du dehors, on admet généralement qu'il peut avoir une origine *effluvienne*, c'est-à-dire sortir des eaux croupissantes ou marécageuses, à la manière du principe paludéen qui engendre la fièvre intermittente chez l'homme. Est-il identique avec celui-ci, comme l'admet le docteur Raimbert, ou est-il différent? La question n'est pas encore tranchée. Quand ce ferment septique a une origine interne ou animale, il provient des émanations des animaux atteints de charbon encore vivants, ou des débris solides ou liquides du cadavre de ceux qui sont morts. Les animaux atteints ou morts du charbon peuvent donc transmettre, par contagion et inoculation, la maladie à d'autres animaux sains en leur fournissant les germes du vibrion caractéristique de l'affection; les expériences de M. Colin font voir que le sang infecté jouit de la propriété virulente à un degré surprenant. D'après cette double origine du principe charbonneux, cette maladie septique doit être rangée dans la catégorie de ce que les médecins appellent MALADIES INFECTIEUSES, comme la *fièvre typhoïde*, le *choléra*, la *peste*, la *fièvre jaune*, le *typhus des camps*, l'*érysipèle*, etc.

A l'occasion de la tentative heureuse de notre jeune et infortuné confrère Cezard pour la guérison du charbon par l'iode, et dont vous avez communiqué les résultats à l'Institut, vous avez fait, dans le *Recueil*, des recherches de M. Davaine et de tout ce que l'on sait sur les affections charbonneuses, une exposition si complète et si lumineuse, que je ne puis qu'y renvoyer nos lecteurs en déclarant franchement que je l'ai lue avec plaisir et avec profit. — Malgré les dernières conquêtes de la science sur ce sujet, je ne crois pas la question entièrement résolue sur tous les points; ce que je tiens à constater, c'est que le charbon n'est pas plus spontané que les maladies virulentes; si la contagion n'est pas le facteur unique de son développement, et si les émanations paludéennes peuvent également le produire, le germe de l'affection n'en est pas moins un principe étranger à l'organisme comme le virus, et comme ce dernier ne saurait naître spontanément dans les solides et les liquides du corps.

Il est un autre point, Monsieur le Directeur, où il m'est également impossible, malgré la meilleure volonté, d'accepter vos critiques : c'est tout ce que vous dites relativement au projet de loi de police sanitaire que j'ai proposé dans ma première lettre. Ce projet repose, vous le savez, sur une donnée très-simple : c'est d'étendre à toutes les maladies contagieuses, curables ou incurables, la législation en vigueur contre le typhus des bêtes bovines, c'est-à-dire de sacrifier les premiers animaux atteints ou suspects afin d'éteindre le mal à son début. Par des considérations que je développerai tout à l'heure, je fus conduit à atténuer ce qu'il y avait de trop absolu dans le principe essentiel de la nouvelle législation; or, vous m'avez reproché comme une *faiblesse* l'atténuation que j'ai cru devoir introduire à l'article 2 du projet de loi dont il est question. Nous allons voir si vous étiez autorisé à m'adresser ce reproche.

Lorsque vous vîntes à Lyon, au printemps de 1874, à l'occasion d'un concours, je vous donnai connaissance de mon travail qui n'était encore qu'en préparation; il y manquait, notamment, le projet de loi de police sanitaire que je rédigeai en quelque sorte sous vos yeux. A l'énoncé de l'article 2 qui prescrit l'abatage de tous les animaux malades ou contaminés sans exception et pour toutes les maladies virulentes, afin de couper le mal dans sa racine, vous vous récriâtes vivement contre ce qu'il y avait *d'excessif*, disiez-vous, dans l'idée d'appliquer la législation relative au typhus à toutes les maladies contagieuses sans distinction ; vous ajoutiez que les législateurs, pour la plupart incompétents sur le fond de la question, ne consentiraient jamais à édicter une pareille loi ; qu'en la supposant votée, elle serait d'une application très-difficile, sinon impossible, dans la pratique ; que, pour votre compte, vous ne vous sentiriez pas le courage de la soutenir auprès de l'administration, etc.

Malgré la puissance de vos arguments, je ne me rendis pas tout d'abord, tant je tenais au principe absolu que j'avais posé comme base de la nouvelle législation sanitaire, et tant l'expérience m'a démontré que la grande sévérité des lois s'atténue toujours assez dans la pratique par le fait des hommes qui l'appliquent ou qui la subissent. D'un autre côté, ayant soumis mon travail à l'appréciation de quelques-uns de mes collègues, notamment à celle de M. Rodet, notre regretté directeur, et à M. Saint-Cyr, professeur de pathologie interne de notre École, et, voyant qu'ils me faisaient les mêmes objections que vous, je crus devoir me rendre et capituler devant cette opposition unanime. C'est alors que j'introduisis dans la rédaction de l'article 2 la phrase atténuante : *quand l'intérêt public l'exigera*, et que vous me reprochez aujourd'hui comme une *faiblesse*. Je vous laisse le soin de juger vous-même, Monsieur le Directeur, si je méritais bien la pierre que vous m'avez lancée en cette circonstance.

Du reste, je dois avouer qu'en proposant cette mesure d'une sévérité un peu outrée, je le reconnais, c'était dans l'hypothèse que notre pays serait bientôt doté d'un service vétérinaire sérieux comme il en existe depuis longtemps en Belgique, en Suisse, en Allemagne, etc., et chargé de veiller avec vigilance à l'application des mesures de police sanitaire et à la conservation de notre population animale si nécessaire à la prospérité de la France. Je sais que vous avez depuis longemps le projet de provoquer auprès de l'administration supérieure l'organisation de ce service important ; je sais aussi qu'un pareil service n'est pas facile à réaliser ; mais, néanmoins, je pense qu'on doit le tenter, d'autant plus qu'il me semble le corollaire obligé de toute législation sur la police sanitaire. Enfin, on peut se demander si, dans la nouvelle loi, il ne conviendrait même pas d'introduire un article spécial au service vétérinaire, service indispensable à sa mise en pratique. C'est à vous, Monsieur le Directeur, comme chef de notre corporation, qu'incombe ce soin important.

Vous vous préoccupez avec juste raison des intérêts du trésor au sujet des indemnités qu'il aurait à payer, d'après la nouvelle loi, aux propriétaires dépossédés pour cause d'utilité publique ; mais je vous ferai remarquer que ces indemnités peuvent être atténuées par les diverses circonstances suivantes : qu'en sacrifiant les animaux dès le début de l'épizootie, les victimes seraient en petit nombre ; que ces animaux pouvant être, pour la plupart, livrés à la consommation, surtout les suspects, ne perdraient qu'une faible partie de leur valeur ; que les maladies contagieuses étant traitées avec cette rigueur, diminueraient peu à peu d'abord, puis disparaîtraient tout à fait, et qu'il en serait de même des indemnités à payer, etc. Du reste, cette question ayant été examinée d'une façon spéciale par un élève de notre École, M. Galtier, vétérinaire à Arles, je me contente d'y renvoyer nos lecteurs.

Tels sont les points principaux sur lesquels j'ai cru devoir revenir pour combattre vos objections et celles de vos correspondants ; les autres points, plus accessoires ou plus spéciaux, seront laissés de côté ou réservés pour être abordés en temps plus utile. Mais avant de passer à un autre ordre d'idées, il me reste encore quelques remarques à vous soumettre au sujet de votre analyse critique, du reste, si bienveillante.

Dans les deux *Chroniques* que vous avez bien voulu consacrer en grande partie à l'analyse de ma première lettre, les mots de *doctrine*, de *système*, de *vues doctrinales*, reviennent sans cesse sous votre plume ; il en est de même des articles ou des lettres de vos correspondants ; ce qui veut dire en bon français, si je sais lire entre les lignes, comme on dit aujourd'hui, que vous me considérez les uns et les autres, sinon comme incompétent, au moins comme un simple théoricien. A cet égard expliquons-nous nettement et sans ambages.

Si vous prenez le mot *théoricien* dans son sens vrai, il ne me coûte pas d'accepter la qualification, car, qui dit professeur dit forcément théoricien ; les divers membres de l'enseignement de nos Écoles le sont donc tous plus ou moins, mêmes les cliniciens ; les praticiens euxmêmes le sont ou l'ont été, ne serait-ce que durant leurs années d'études, autrement que seraient-ils, sinon de vulgaires *empiriques?* Personne n'est donc autorisé à dédaigner la théorie, qui est la partie dogmatique ou raisonnée de la science. Mais si, à l'exemple de quelques confrères à idées étroites, vous dédaignez le théoricien ; si vous le considérez comme un faiseur de systèmes appuyant ses raisonnements sur des hypothèses plutôt que sur les faits, se payant de mots, livrant carrière à son imagination, etc. ; dans ce cas, je me bornerai à protester contre cette manière de voir complétement fausse, et à vous renvoyer à la lecture attentive de ma première lettre. J'espère qu'alors vous rendrez justice, malgré vos préventions, au théoricien, et que vous vous convaincrez aisément que ce qu'il a écrit sur la rage, la morve et la péripneumonie contagieuse, est une page rigoureusement vraie de nos annales vétérinaires et pas autre chose. Sur ce point, je m'en rapporte avec confiance, Monsieur le Directeur, à votre bonne foi, ainsi qu'à celle de vos correspondants et de tous vos lecteurs.

D'autres contradicteurs vont plus loin, ils nient ma compétence en la matière. Ils disent, par exemple, dédaigneusement, comme certain vétérinaire de Paris : c'est un *chimiste*, c'est un professeur de *sciences accessoires*, ce qui veut dire, en traduisant les choses en langage *chrétien*, comme dirait Molière, que je suis *incompétent* en la circonstance. A cet égard je ne saurais accepter condamnation et je dirai carrément à tous mes confrères, grands et petits, présents et futurs, qu'en principe je suis aussi compétent que qui que ce soit sur une question de notre art, attendu que je suis pourvu comme eux du titre de VÉTÉRINAIRE, et de plus je suis professeur.

Et puis et en fait, de quoi s'agit-il ici? d'une question d'*étiologie* et pas autre chose. Or, qu'est-ce que l'étiologie? C'est, si je ne m'abuse, l'étude de l'influence des agents hygiéniques ou autres sur le développement des maladies. Par quoi arrive-t-on à la connaissance de ces divers agents morbigènes? évidemment par les données fournies par la physique, la chimie et l'histoire naturelle; comment se rend-on compte de leur action sur l'organisme? de toute évidence par les principes posés par la physiologie. S'il en est ainsi, et la chose n'est pas douteuse, je me sens aussi apte que qui que ce soit, même que M. Leblanc et consorts, soit par mes études passées, soit par mes occupations actuelles, à aborder les problèmes que soulève la question en litige ; et je crois pouvoir rappeler, sans afficher trop de prétention, une locution familière à l'un de mes anciens et vénérés maîtres, le professeur Grognier :

« En pareille matière, mon opinion en vaut une autre. »

Certes, Monsieur le Rédacteur, s'il s'agissait d'établir le diagnostic de beaucoup de maladies et surtout des maladies virulentes, je conviens franchement que la plupart des praticiens y arriveraient plus rapidement et plus sûrement que moi : il en serait de même sans doute, dans beaucoup de cas, pour l'institution du traitement à mettre en usage. Cependant, je leur ferai remarquer que, pendant trente-deux ans, j'ai été chargé de l'enseignement de la thérapeutique médicale à l'École de Lyon, et que, comme tel j'ai dû me tenir au courant, mieux que la plupart des praticiens, de ce qui a été écrit sur les parties essentielles de notre art ; je ne suis donc pas seulement un professeur de *sciences accessoires*, comme dit M. Leblanc, et j'ai pénétré aussi avant que possible dans les résultats fournis par la pratique. Du reste, je le répète, il ne s'agit point ici de pathologie, ni de thérapeutique, mais simplement d'une question de *pathogénie* ou de la genèse des maladies virulentes, ce qui est bien différent : et sur ce point, je le déclare hautement, dût-on m'accuser d'outrecuidance, je ne me sens inférieur à personne, attendu que les praticiens n'assistent pas plus que moi à la naissance des maladies qu'ils sont appelés à juger et à traiter. Quant aux informations qu'ils peuvent puiser auprès des conducteurs et possesseurs d'animaux, nous examinerons en temps et lieu leur valeur réelle, et nous jugerons aussi ce que peuvent valoir, au point de vue pathogénique, les faits cliniques en général. C'est l'objet principal de cette lettre.

DEUXIÈME PARTIE

Ces points généraux étant vidés, je vais aborder maintenant l'étude des trois maladies virulentes qui ont fait l'objet principal de ma première lettre, c'est-à-dire la *rage*, la *péripneumonie contagieuse* et la *morve*. Je m'efforcerai d'être aussi bref que possible et j'éviterai, autant que je le pourrai, les redites.

— 17 —

I. — DE LA RAGE

Je m'imagine, à tort ou à raison, Monsieur le Directeur, que vous aimeriez me voir discuter un à un les divers cas de rage spontanée ou prétendus tels, que vous avez publiés dans le *Recueil* depuis l'impression de ma première lettre. Cependant je n'en ferai rien et cela pour plusieurs raisons : la première, c'est qu'aucun de ces faits ne me paraît démontrer le développement spontané de la rage ; la seconde, que tous les faits cliniques me semblent incapables de donner une démonstration de ce genre, comme j'espère le faire voir bientôt ; et la troisième, c'est que vous ne croyez plus vous-même à la naissance spontanée de la rage chez les carnassiers, comme on l'admettait autrefois et que quelques praticiens le croient encore. Il suffit de lire l'article sur la RAGE que vous avez écrit pour le *Grand dictionnaire encyclopédique des sciences médicales* publié à Paris, pour se convaincre que vous avez abandonné vos anciens errements sur ce point.

Nonobstant, je ne saurais quitter la question de la rage sans donner quelques mots de réplique à un vétérinaire de Paris, M. C. Leblanc, qui m'a pris à partie devant la Société centrale de médecine vétérinaire, dont il est secrétaire et dont je suis moi-même un des membres correspondants. M. Leblanc, dans un Mémoire étendu sur la rage qui a été présenté successivement à l'Académie de médecine, à la Société centrale vétérinaire, etc., et qui a, en outre, reçu la large publicité des *Archives générales de médecine* et du *Recueil de médecine vétérinaire*, soutient que la rage se développe chez le chien spontanément plus souvent qu'on ne pense, surtout sous l'influence de l'excitation génésique non satisfaite, et il donne quelques faits cliniques à l'appui de son opinion. C'était aussi, il paraît, celle de son honoré et regretté père. Pour mon compte, j'admets volontiers toutes les libertés inoffensives et surtout celle de se tromper de bonne foi. Que M. Leblanc admette comme preuves valables de la naissance spontanée de la rage, tous les *racontars*, pour employer le jargon parisien, de ses clients et de ses clientes, c'est affaire à lui ; mais qu'il veuille nous faire partager sa manière de voir sur ce sujet, c'est autre chose. Tout ce que je tiens à dire en terminant à M. Leblanc, c'est que je regrette pour lui qu'il ait cru devoir prendre à votre égard et au mien, un ton hautain et tranchant qui n'est guère de mise entre confrères en général, et encore moins quand il s'agit de nous, qui sommes ses anciens et qui avons blanchi dans l'enseignement. La modération et la modestie ne messiéent pas quand on est dans le vrai, et à plus forte raison quand on a tort.

En l'état des choses et en présence de l'opinion de plus en plus unanime du non développement spontané de la rage, je persiste à dire, dans cette lettre comme dans la précédente, que ce qu'il y a de plus sage à faire pour la sécurité de notre espèce, c'est de sacrifier sans hésitation et sans pitié tous les chiens mordus ou présentant les moindres signes précurseurs de la rage; qu'on agisse ainsi et avec vigueur pendant quelques années et ce fléau redoutable ne tardera pas à disparaître pour toujours. N'y a-t-il pas de quoi frémir, en effet, à l'idée qu'un mauvais roquet, conservé par une sollicitude coupable, peut jeter la désolation et la ruine dans une ou plusieurs familles !

Je n'ignore pas, Monsieur le Directeur, que le chien est une propriété et que, comme tel, il doit être traité avec ménagement; je sais aussi qu'il est souvent de la part de ses possesseurs l'objet d'affections fort vives; je dirai, à cet égard, que c'est une simple question de sentiment, dont on doit tenir compte sans doute, mais qui ne pèse guère dans une question où la sécurité publique est en jeu. Et puis, la plupart des possesseurs de chiens, les *cynophiles*, comme diraient ceux, qui, comme vous, sont frottés de grec, sont-ils si dignes d'intérêt? Je me borne pour cela à faire appel à vos souvenirs de professeur de clinique! Pour mon compte personnel, je vois tous les jours, des fenêtres de mon cabinet de travail, défiler dans la cour de clinique de notre École, toute la collection de ces espèces de maniaques, et j'avoue qu'elle m'inspire plus de répulsion que de sympathie. Je dis plus, je soutiens que le chien est souvent nuisible aux affections et aux intérêts des familles. Dans les hautes classes de la société, on voit souvent les petits animaux absorber l'attachement de certaines personnes, trop *tendres* pour les bêtes, au détriment des parents ! N'a-t-on pas vu des testaments faits en faveur de chiens ou de chats au préjudice des héritiers légitimes! Pour les ménages pauvres, ces petits animaux constituent une charge de plus pour le maigre budget de la maison, et, en outre, ils sont une cause permanente de malpropreté et d'insalubrité pour le logement des ouvriers. Enfin, si j'osais aborder le côté moral ou plutôt immoral de cette cohabitation! Mais je ne le puis, et je me borne à renvoyer les lecteurs aux révélations de M. Félizet!....

II. — Péripneumonie contagieuse

Sur ce sujet vous vous montrez un peu indécis, et vous semblez dire, Monsieur le Directeur, que votre opinion n'est pas faite sur cette question d'étiologie encore obscure. Pourtant, après avoir exposé sommairement les points les plus saillants des observations de MM. Jouet et Dubos, vous paraissez incliner vers l'opinion de vos correspondants qui sont spontanéistes, comme c'était votre droit; mais vous ajoutez, il me semble un peu témérairement, qu'ils se trouvaient dans les conditions d'une bonne expérimentation et que vous ne voyez pas ce qu'on pourrait leur reprocher. A cet égard je n'ai que peu de choses à dire, sinon que vous ne vous montrez pas assez difficile, à mon avis, sur les conditions que réclame une expérimentation vraiment scientifique. Permettez-moi donc de vous le démontrer, et pour cela posons bien les principes sur lesquels repose la question.

Tout le monde admet que le virus de la péripneumonie contagieuse est un de ceux dont l'évolution est la plus longue et qui peut par conséquent rester le plus longtemps à l'état latent dans l'organisme; vous-même, Monsieur le Directeur, en toutes circonstances, dans ces derniers temps surtout et dans vos diverses *Chroniques*, vous avez beaucoup insisté sur ce point important d'étiologie qui nous occupe. Or, en partant de ce point sur lequel nous sommes tous d'accord, peut-on être certain que des bêtes bovines ont été préservées de tout contact impur, soit avec leurs semblables, soit avec des personnes ou des objets contaminés et cela pendant plusieurs mois, voire même la moitié d'une année? Je ne parle pas de la pureté d'origine de toutes les bêtes d'un troupeau, parce qu'on n'en est jamais sûr, ni des hasards du voyage s'il se fait à pied, ni de l'influence contagieuse des wagons des chemins de fer, ni de bien d'autres circonstances qui peuvent nous échapper et qui n'en ont pas moins une grande influence sur la transmission de la maladie. Pour toutes ces raisons, je me refuse donc à admettre avec vous que vos correspondants se trouvaient dans les conditions réclamées par une expérimentation scientifique digne de ce nom, et que les faits qu'ils ont publiés soient de nature à démontrer la naissance spontanée de la péripneumonie contagieuse.

Que vous dirai-je maintenant, Monsieur le Directeur, du document que vous avez publié dans le numéro de juillet 1875 de votre journal, sur la question qui nous occupe et qui émane d'un des pathologistes de l'École de Toulouse? J'avais eu tout d'abord la pensée de l'analyser et de l'apprécier; mais, après l'avoir étudié attentivement, il m'a paru dépourvu du cachet de précision scientifique que l'on exige de nos jours, et, de plus, il est souvent vague et contradictoire dans ses affirmations. En un mot, c'est un de ces documents comme il en existe tant dans les annales vétérinaires et qu'ils encombrent sans grand profit pour la science.

Avant d'écrire cet article, l'auteur aurait bien fait de consulter les pages que M. Reynal a consacrées à la péripneumonie contagieuse dans son excellent *Traité de police sanitaire*; il y aurait vu comment un auteur, quoique spontanéiste, a su se dégager des liens de l'École et démontrer avec une grande clarté et des preuves surabondantes, que la péripneumonie des bêtes bovines ne se développe pas spontanément et qu'on possède la date précise de l'époque de son apparition dans les différentes parties de l'Europe et même en Australie. Je saisirai donc cette occasion, Monsieur le Directeur, pour m'appuyer de la juste autorité de M. Reynal auprès de vos lecteurs en faveur de la doctrine de la non spontanéité de la péripneumonie que je soutiens ici.

Mais pourtant, avant de quitter ce sujet d'une si grande importance, je vous demande, Monsieur le Directeur, la permission de passer un instant les frontières de France et de voir ce que pensent nos confrères étrangers sur la genèse de la péripneumonie. Je ne dirai rien des Allemands dont on abuse un peu aujourd'hui, mais chacun sait qu'ils ne comptent plus qu'un petit nombre de spontanéistes; j'aime mieux vous parler de nos voisins de l'est, des Suisses, dont l'opinion en la circonstance a bien son prix. Personne n'ignore que la population bovine de la Suisse est fort belle, très-nombreuse, et qu'elle constitue une des principales richesses du pays, j'allais dire une de ses gloires nationales;

aussi les Suisses veillent-ils avec une sollicitude constante et éclairée sur la conservation de leurs troupeaux de bêtes bovines. Le corps vétérinaire helvétique n'admet pas la spontanéité de la péripneumonie, et il a eu assez d'influence pour faire partager sa conviction à cet égard aux pouvoirs publics et pour faire édicter des mesures sévères capables d'empêcher sa propagation. Aussi, dès que la maladie se montre sur un point du territoire, importée presque toujours de France ou d'Italie, on la traite aussi sévèrement que nous le faisons pour le typhus, et l'épizootie ne tarde pas à disparaître. Il n'y a pas bien longtemps, Monsieur le Directeur, que vous rendiez compte dans une de vos *Chroniques* d'une hécatombe de bêtes bovines faite en Suisse dans le but d'éteindre un foyer de contagion ; la mesure ne fut peut-être pas appliquée avec toute l'intelligence désirable, mais enfin le but fut atteint et le fléau arrêté dès son début. Quand donc serons-nous assez sages pour veiller avec cette sollicitude et cette résolution à la conservation de nos ressources nationales et exonérer notre agriculture de l'impôt aussi lourd que stérile qu'elle paye chaque année à la péripneumonie contagieuse du gros bétail !

III. — Morve

Voilà certes, Monsieur le Directeur, la grosse partie du débat qui nous divise, et que, pour cette raison, j'ai réservée pour la fin ; si je voulais pénétrer au cœur de la question et répondre avec détail à chacun de mes adversaires, ma réponse occuperait la plus grande partie de cette lettre. Telle n'est pas et telle ne doit pas être mon intention, car depuis ma première lettre les choses ont suivi leur cours naturel et bien des opposants sont devenus des adeptes ; à quoi bon prêcher des convertis ! En ce qui vous concerne, Monsieur le Directeur, j'ai atteint le principal but de mon premier travail, qui était de vous convertir à la doctrine de la non spontanéité. Je lis, en effet, dans le *Bulletin de la Société centrale de médecine vétérinaire* (1), les lignes suivantes : — « Plus j'avance dans l'étude pratique de l'étiologie de la morve, plus, je l'avoue, je me trouve ébranlé à l'endroit de mes anciennes croyances sur la spon-

---

(1) *Recueil de médecine vétérinaire*, 1876, p. 249.

tanéité fréquente de cette affection. » Et plus loin, cette autre phrase (1) :
« Il est certain, par exemple, que si aujourd'hui les pertes par la
morve, dans l'armée, sont réduites à de si faibles proportions, cela
dépend surtout du grand soin qu'on a de se mettre à l'abri de la contagion. *J'oserai même dire que les chefs de corps n'ont plus qu'à com-
mander pour que la morve disparaisse.* » Qu'ai-je écrit et que pourrais-je
écrire de plus net et de plus catégorique sur cette question? Qu'ai-je à
m'inquiéter du gros de l'armée, puisque désormais le général est dans
mon camp? les soldats se rendront d'eux-mêmes!

Je sais bien que quelques-uns de vos élèves gémissent de votre con-
version et prétendent que vous êtes sur le point de perdre, par ce fait,
un des plus beaux fleurons de votre couronne de maître et de savant.
N'en croyez rien, Monsieur le Directeur, car cette couronne est en or
trop pur pour ne pas gagner à perdre une de ses dentelures en clinquant!
Vous pourriez leur répondre comme le roseau répondit au chêne : « Votre
mouvement part d'un bon naturel, mais quittez ce souci. » Il y a toujours
avantage à abandonner la voie de l'erreur pour entrer dans celle de la
vérité. Aussi bien, vous êtes beaucoup plus tolérant que vos disciples et
vous ne les contrariez en rien dans leur innocente manie de mettre en
équation la botte de foin et le picotin d'avoine !

Vous n'êtes pas le seul, Monsieur le Directeur, à penser ainsi sur le
développement de la morve, car dans la séance où vous avez prononcé
les paroles mémorables que je viens de citer, un vétérinaire de Paris,
M. Weber, connu par sa prudence et sa sagacité, a fait la remarque fon-
damentale suivante : « On ne peut accepter qu'à Paris il y ait un développement spontané d'une maladie telle que la morve ou la fièvre aphtheuse ;
c'est un milieu infecté. En province on pourrait peut-être trouver des
observations dont le caractère serait plus certain, mais on n'en cite pas.
Du reste, un fait isolé ne prouve rien ; je ne crois pas à la spontanéité
de la morve et je n'ai jamais vu cette maladie apparaître sans que la
contagion puisse être invoquée comme cause (2). »

Plus récemment, un spontanéiste, je ne dirai pas exagéré, mais très-

---

(1) *Recueil de médecine vétérinaire*, 1876, p. 253.
(2) *Idem*, p. 250.

résolu, M. Barreau, vétérinaire militaire, a été amené par la force des choses et un peu malgré lui, à faire amende honorable à l'égard de ses anciennes croyances sur la genèse de la morve. Par suite des exigences du service et sans qu'il fût possible d'augmenter la ration, les chevaux du régiment de cavalerie où sert M. Barreau furent soumis à un travail excessif, d'où résultèrent bientôt de la lassitude, de la nonchalance, de l'amaigrissement et même de l'anémie sur quelques sujets. Ces conditions hygiéniques déplorables devaient, d'après la théorie professée à l'École d'Alfort, où notre confrère a fait ses études, amener infailliblement l'explosion de la morve dans le régiment, et ce vétérinaire en premier en était si bien convaincu que, dans ses rapports au colonel, il n'hésitait pas à prédire ce fatal événement; mais, au grand étonnement de M. Barreau, et à sa grande déception (j'ose croire aussi que ce fut à sa grande joie!), pas un seul cheval ne devint morveux de ce fait dans les escadrons! Notre confrère, qui est avant tout un homme de science et de bonne foi, et cherchant la vérité, même aux dépens de ses anciennes croyances et de son amour-propre, a été conduit à faire la déclaration suivante, si pleine de clarté et de loyauté : « La part considérable que nous faisons à la contagion dans le développement de la morve nous conduit aussi à penser qu'en temps de paix il ne nous paraît pas impossible d'arriver à *éteindre complètement la morve*, au moins à ne plus compter ses victimes que par quelques unités clair-semées dans les régiments, en prenant, dès la première heure, les précautions les plus rigoureuses d'isolement vis-à-vis des animaux suspects, et en se montrant impitoyable vis-à-vis de ceux qui persistent à montrer cette suspicion, après un traitement suffisant pour la faire disparaître (1).

Si j'ai tenu à faire connaître les idées qui se sont manifestées au sein de la Société centrale vétérinaire en faveur de la doctrine que je soutiens ici, c'est que cette Société est en quelque sorte le *quartier général* des spontanéistes. Il est clair que, pour qu'un certain nombre de membres se détachent de ce groupe compact pour adopter, en partie du moins, les opinions nouvelles, il faut que l'évidence des faits acquis en leur faveur soit bien grande. Accepter une théorie récente n'est pas diffi-

---

(1) *Recueil de médecine vétérinaire*, 1876, p. 464.

cile, car tous les hommes ont de la tendance à se porter vers ce qui est nouveau, mais ce qui l'est plus, c'est d'abandonner les idées qu'on a reçues de ses maîtres dès son entrée dans la carrière ; il faut pour cela un certain courage et surtout un grand amour de la vérité. Aussi n'hésité-je pas à adresser ici mes sincères félicitations aux honorés confrères qui ont su rendre hommage aux vrais principes et qui m'apportent un précieux concours pour les faire définitivement triompher parmi nous.

Mais si j'ai eu la chance de trouver quelques partisans des idées que je défends dans ce journal, et surtout vous, Monsieur le Directeur, dont le concours m'est si précieux, j'ai rencontré, par contre, au sein de ladite Compagnie, un adversaire résolu de la doctrine de la non-spontanéité que professe l'École de Lyon ; cet adversaire est M. Benjamin père, vétérinaire à Paris. Voici à quelle occasion notre confrère a été amené à proclamer son opinion de spontanéiste.

Un jeune vétérinaire militaire, M. Delamotte, a cru devoir soutenir devant la Société centrale, comme il en avait le droit, la théorie du développement spontané de la morve et appuyer sa manière de voir d'un certain nombre de faits cliniques recueillis soit à Paris ou aux environs, soit en Algérie. Une Commission composée de MM. H. Bouley, C. Leblanc et Benjamin, fut nommée pour prendre connaissance de ce travail, et c'est M. Benjamin qui fut chargé d'en faire un rapport à la Société. Or, comme c'est ce document qui me prend à partie devant la Société centrale, dont je suis le correspondant, je vous demande la permission, Monsieur le Directeur, de l'examiner sommairement.

Il constate tout d'abord que le Mémoire de M. Delamotte a surtout été rédigé pour combattre la doctrine de la non-spontanéité de la morve, dont je me suis constitué le défenseur convaincu, et il faut convenir que notre jeune confrère a été bien inspiré en s'adressant à la Société centrale qui ne compte guère que des spontanéistes, car on est toujours certain d'avoir raison quand on prêche des convertis. C'est, en effet, ce qui est arrivé, et la Société a fait plus que d'approuver le travail de M. Delamotte, elle l'a récompensé. Cela devait être.

M. Delamotte a produit à l'appui de la doctrine de la spontanéité, dont il paraît être un chaud partisan, un assez grand nombre de faits cliniques qui lui paraissent irréfutables. M. Benjamin en donne une analyse rapide et les considère comme une nouvelle démonstration, bien superflue, dit-il, du développement spontané de la morve. Je ne m'arrêterai pas à discuter les faits produits par l'auteur, car, d'une part, ils ne diffèrent en rien de ceux publiés antérieurement; c'est toujours la même farine; et, d'autre part, parce que je me propose d'examiner avec soin et méthode les faits cliniques eu égard à leur valeur au point de vue de l'étiologie des maladies, en général, et spécialement des maladies virulentes.

Après l'analyse rapide du Mémoire de M. Delamotte, M. le rapporteur félicite son auteur de la modération qu'il a mise à réfuter ce qu'il appelle *ma doctrine*, et le loue d'avoir tenu compte de ma position dans l'enseignement et de mon âge. Ce devoir de bonne confraternité accompli, M. Benjamin me prend à partie à son tour, et, après quelques compliments sur ma première lettre, il élève des doutes sur ma compétence en la matière, car, dit-il, « par les fonctions que lui impose la chaire qu'il occupe, M. Tabourin se trouve difficilement à même de s'occuper de pathologie expérimentale ou pratique. » Aussi espère-t-il me voir renoncer bientôt à la doctrine erronée que je soutiens ici. Quant à M. Benjamin, appuyé sur ses quarante années de pratique comme sur un roc, il n'est pas tenu, comme un pauvre théoricien, de modifier ses opinions. La clinique, au dire de certains praticiens, donne à ceux qui s'en occupent avec ardeur, une sorte d'infaillibilité que n'ont pas les autres humains. Nous verrons bientôt ce que vaut au fond cette prétention des cliniciens.

Ce qu'il y a de plus curieux dans le rapport de M. Benjamin, c'est qu'il n'essaie pas même de réfuter la doctrine que je soutiens, de saper les bases sur lesquelles elle repose, de réduire à néant les faits que j'invoque à son appui, etc.; il se borne à mettre en doute ma compétence, à espérer que j'abandonnerai une théorie aussi erronée, etc. Cette manière de procéder est peut-être habile, mais elle me paraît insuffisante. Du reste, Monsieur le Directeur, je vous ferai remarquer que la plupart des spontanéistes ne sont pas des hommes de science cherchant froidement et sans parti pris la vérité, ce sont des *croyants*, et, comme tels, se croient en possession d'une vérité *absolue* et ne souffrent qu'avec impatience la contradiction, comme tous les sectaires,

Si M. Benjamin s'était borné à cette manière négative de réfuter mon premier travail, je ne me serais pas donné la peine d'examiner son rapport ; à quoi bon ? mais il a cru devoir me faire un procès de tendance et porter contre la doctrine que je soutiens ici avec l'École de Lyon, des accusations fort graves, heureusement toutes gratuites et de fantaisie. Aussi, je ne m'y serais pas arrêté si elles ne figuraient dans un document officiel que vous avez signé et qui a reçu l'approbation unanime de la Société : il est donc de mon devoir de réfuter, comme elles le méritent, de pareilles imputations. Voyons d'abord l'accusation, la défense viendra ensuite.

« Les partisans de la non-spontanéité, dit M. Benjamin, professent une hérésie qui peut être fatale à des intérêts considérables, et entraîner les plus grands désastres, désastres qu'on a évités et qu'on n'évite encore aujourd'hui que parce que précisément on croit le contraire de ce qu'ils professent (1). » Et plus loin (page 300): « Nous approuvons hautement M. Delamotte de venir, par des faits récents et bien observés, corroborer l'opinion des vieux praticiens, qui, toujours, je crois, s'élèveront contre ces théories séduisantes autant que dangereuses, en vogue aujourd'hui, repoussées demain et qui n'ont et n'auront pour elles ni la consécration de l'observation, ni celle de l'expérience. »

Enfin, page 306, Monsieur le Rapporteur ajoute charitablement : « Du reste, espérons-le (et cela dans l'intérêt de tous), l'auteur de cette malencontreuse théorie reviendra, s'il ne l'a déjà fait, d'une erreur aussi colossale, erreur qui, si elle se propageait comme celle émise en 1832 et années suivantes, produirait comme à cette époque les effets les plus désastreux. »

On le voit l'accusation est catégorique et grave, et j'avoue qu'elle me pèserait lourdement sur la conscience si elle était un peu fondée, si elle reposait sur quelque chose de sérieux ; heureusement il n'en est rien, elle est toute de fantaisie et entièrement puisée dans l'imagination de M. Benjamin. Je dis plus, pour moi c'est tout à fait le contraire qui est la vérité, et que la doctrine de mes adversaires est seule dangereuse et antiscientifique. Le dire est quelque chose, mais le prouver vaut mieux. Prouvons-le donc.

---

(1) *Bulletin de la Société centrale de médecine vétérinaire*, page 299.

Pendant de longues années, les professeurs de l'Ecole d'Alfort et les principaux vétérinaires de Paris, sauf Barthelemy aîné, élève de Lyon, soutinrent que la morve n'était pas contagieuse sous sa forme chronique et que cette maladie se développait toujours spontanément. Sous l'influence de cette belle théorie, appuyée pourtant elle aussi sur des faits cliniques et même d'expérimentation, la morve ne tarda pas à envahir l'armée et les écuries des maîtres de poste, nombreuses à cette époque. Mais, l'expérience ayant démontré que la morve se transmettait du cheval à l'homme, des mesures sévères furent prescrites partout et surtout dans les régiments de cavalerie et d'artillerie, dont les infirmeries regorgeaient de morveux et de farcineux. Qu'est-il résulté de cette manière de faire? c'est que la morve, si commune autrefois, est devenue rare et que beaucoup de vétérinaires militaires, naguère partisans de la non-contagion et de la spontanéité, sont obligés de convenir, dans leurs rapports au ministre de la guerre, qu'ils restent maintenant plusieurs années sans observer de morve dans leurs escadrons, ainsi qu'on peut le lire dans les volumes publiés chaque année par la Commission d'hygiène hippique attachée au ministère de la guerre. Ceci démontre donc que la morve ne se développe pas spontanément, et en supposant que cela soit, ce que je ne crois pas, ce serait dans une proportion si minime, qu'au point de vue sanitaire il n'y aurait pas lieu de s'en préoccuper. Voilà ce que je disais dans ma première lettre et que je répète dans celle-ci puisqu'on ne veut pas me comprendre, et je défie M. Benjamin, ainsi que ceux qui ont signé ou approuvé son rapport, de me prouver que sur ce point je suis dans l'erreur. Je tiens à établir que je suis ici un simple historien aussi sincère et aussi impartial que possible (1).

Mais il est un point dans le débat qui me semble nouveau et sur lequel il m'est impossible d'accepter condamnation. M. Benjamin, dans plusieurs points de son rapport, car cela paraît être chez lui une idée fixe, se préoccupe surtout de la tendance qu'aurait la morve, en

---

(1) Pendant que fleurissait la belle théorie de la non-contagion, que professait l'École d'Alfort et que soutenaient la plupart des vétérinaires de Paris, la perte par la morve dans les régiments était de 5 pour 100 de l'effectif; aujourd'hui elle est environ d'un demi pour 100 !...

dehors de la contagion, de se développer au milieu des agglomérations de chevaux, et il semble croire que si dans l'armée et les grandes administrations de voitures publiques on s'applique avec tant de soin à bien loger, bien nourrir et bien panser les chevaux, c'est surtout en vue de prévenir parmi eux le développement spontané de la morve! Si une pareille assertion avait été émise par un vétérinaire inexpérimenté ou inconnu, il n'y aurait pas à la réfuter, car la simple réflexion et le bon sens suffiraient pour cela; mais elle est émise par un homme instruit, et, comme il le dit lui-même, par un vieux praticien, et il me plaît d'ajouter, par un confrère d'une certaine autorité. Il faut donc que je l'examine avec soin.

Dans l'armée comme dans les administrations civiles, on a amélioré d'une façon sensible les conditions hygiéniques au milieu desquelles vivent les chevaux; le nier serait nier l'évidence. Il est certain que les écuries des casernes sont meilleures qu'autrefois, au moins dans un grand nombre de garnisons; mais chacun sait que pour la nourriture et les soins de propreté des chevaux, on n'y a apporté aucun changement notable. Dans les compagnies de voitures publiques, le logement, la nourriture et le pansage sont plus soignés qu'autrefois, cela est également incontestable; mais toutes ces améliorations sont-elles de nature à expliquer la rareté actuelle de la morve? Qui oserait le soutenir sérieusement! D'un autre côté, ces mesures ont-elles été prises en vue d'empêcher le prétendu développement spontané de la morve, ou bien pour obtenir des chevaux le meilleur service possible, tout en les maintenant en bonne santé? Je laisse au lecteur sérieux le soin de répondre à cette question. Enfin si la morve disparaissait un jour comme cela serait possible par l'application sévère des mesures proposées, cesserait-on pour cela de bien nourrir, de bien loger et de bien panser les chevaux? Je m'en rapporte à M. Benjamin lui-même, en sa double qualité d'ancien vétérinaire militaire et de vétérinaire en chef d'une grande administration de voitures publiques; il possède, mieux que personne, tous les éléments nécessaires pour résoudre la question posée.

Et puis, au point de vue où je me suis placé dans ma première lettre, c'est-à-dire à celui de la police sanitaire, le développement spontané de la morve, en le supposant possible, a-t-il une aussi grande importance que M. Benjamin et les spontanéistes le croient? Je ne saurais l'admettre, car, comme vous l'avez vous-même fait observer, Monsieur le Directeur, la morve spontanée étant contagieuse comme la morve communiquée, on est tenu de prendre à son égard les mêmes mesures que pour cette dernière. Donc, contrairement à ce que pense M. Benjamin, qui affirme que je me laisserais surprendre par les événements sous prétexte que je ne crois pas au développement spontané de la morve, je n'en serais que plus vigilant. Un cheval présentant les signes précurseurs de la morve, sans me préoccuper de l'origine du mal, je le ferais séquestrer ou abattre selon la netteté des symptômes, et ses voisins immédiats seraient isolés d'abord et envoyés à l'équarrisseur dès qu'apparaîtrait le moindre signe suspect. Je suis persuadé que, si on prenait des mesures semblables pendant plusieurs années, la morve ne tarderait pas à disparaître complétement, comme vous le reconnaissez vous-même, Monsieur le Directeur, ainsi que quelques-uns de nos confrères de l'armée.

Je dirai maintenant en terminant que, contrairement à l'assertion toute gratuite de M. Benjamin, non-seulement la doctrine de la non-spontanéité de la morve ne met aucun intérêt en péril, mais encore que les mesures que je conseille en vertu du principe qui leur sert de base en sont la sauvegarde la plus certaine. Et je ne crains pas d'ajouter, que c'est au contraire la doctrine de la spontanéité, fille légitime de la non-contagion, qui expose tous les possesseurs de chevaux à de cruels mécomptes, et que c'est elle qui est un système dangereux, comme tout ce qui est empirique et en dehors de toutes les lois scientifiques rigoureusement démontrées.

J'en ai fini avec M. Benjamin et son rapport à la Société centrale vétérinaire. Mais avant de passer à d'autres points concernant la morve, je demande la permission à notre honoré confrère de lui exprimer mon regret de rencontrer dans son rapport des témérités de langage et d'assertion qui le déparent et qu'on trouve rarement dans les œuvres d'un homme arrivé à la maturité de l'âge. — Que viennent faire ici les grands mots d'*erreur colossale*, de *doctrine dangereuse*, de *résultats désastreux*, etc., si hors de proportion avec les choses auxquelles ils se rapportent? Je crains bien que M. Benjamin ne se soit trompé d'encrier, et qu'il ait trempé sa plume dans celui de son fils!... Ce qui me le fait supposer, c'est cette phrase que je trouve dans son rapport comme membre de la Commission des récompénses, et qui atténue ce qu'il y avait d'excessif dans le rapport précédent : « Plus tard, peut-être, les partisans absolus de la contagion comme cause unique du développement de la morve, seront-ils seuls maîtres du terrain, et seront-ils parvenus à faire passer leurs convictions dans l'esprit de leurs contemporains. » Ce qui veut dire, en bon français : hâtons-nous de récompenser les confrères qui pensent comme nous, car bientôt il ne serait plus temps! C'est là, de toute évidence, le cri d'une conscience timorée et en détresse.

Le rapport approuvé par la Société centrale vétérinaire étant examiné et réduit à ses véritables proportions, je vais aborder, Monsieur le Directeur, deux points qui me paraissent dominer aujourd'hui la question qui nous occupe en ce qui concerne la morve. Je veux parler de la lenteur de son développement et de la difficulté de son diagnostic en maintes circonstances.

Beaucoup de praticiens croient encore que le développement de la morve chronique suit de très-près le contact impur avec des animaux atteints de cette affection; il n'en est rien le plus habituellement. Le plus souvent, au contraire, après la contamination, le virus morveux met plusieurs semaines à faire son évolution au sein de l'organisme et à manifester son existence par des signes extérieurs. D'après M. Aubner (1), auteur d'un traité de police sanitaire en allemand, la durée moyenne de l'évolution de la morve serait de une à trois semaines et la durée maximum de trois, six et neuf mois. En présence de ce résultat, qui paraît bien acquis, on peut se demander qui pourrait répondre de tout contact impur pendant plusieurs mois à l'égard d'un cheval, fût-il le plus exactement surveillé; car, qu'on le remarque bien! la contagion à l'égard de la morve ne résulte pas seulement du contact *direct* des chevaux entre eux, elle peut naître aussi d'un contact *indirect*, comme celui du vétérinaire, du maréchal, du bourrelier, des palefreniers ou cavaliers, des objets de pansage, des couvertures, des insectes, des

---

(1) Zundel, *De la désinfection et des désinfectants au point de vue vétérinaire.*

poussières atmosphériques, etc. Je signalerai surtout à l'attention de mes confrères l'*anneau* banal de la boutique du maréchal ou de la porte de l'auberge, où tant de chevaux plus ou moins suspects vont renifler et se moucher, et où tant de chevaux sains viennent ensuite se frotter le nez et recueillir ce triste héritage. On m'objectera sans doute que le mucus morveux rejeté par ces diverses montures a, le plus souvent, le temps de se dessécher sur le mur avant que d'autres viennent le recevoir; cela est certain; mais je ferai remarquer que tous les virus, comme on le voit pour le vaccin, se conservent parfaitement à l'état de dessiccation, et qu'à la manière du rotifère, il suffit d'un peu d'humidité pour leur redonner la vie. M. Cagny fils vient de nous révéler presque un fait de ce genre, en nous apprenant que des bouchers, qui oublient souvent de se laver les mains, propagent très-facilement la fièvre aphtheuse d'étable à étable par leur pratique des *maniements* en passant d'une bête malade à une bête saine. Dans une question aussi délicate on ne saurait être trop sévère et tenir trop de compte de toutes les circonstances, même les plus insignifiantes en apparence.

Le *diagnostic* de la morve avait passé jusque dans ces derniers temps comme étant des plus faciles. Il est certain que quand cette maladie présente ce qu'on appelle ses caractères *pathognomoniques* ou *cardinaux* (glande, ulcération, jetage), son diagnostic, on peut le dire, est un vrai jeu d'enfant; il n'est pas nécessaire d'être vétérinaire pour porter un pareil jugement; tous les hommes de cheval, tels que les maréchaux, les maîtres de poste, les officiers de cavalerie, les marchands, etc., suffisent à cela. Mais quand un ou deux de ces caractères manquent, la difficulté est plus grande et l'homme de l'art seul est capable de se prononcer alors avec quelque certitude; enfin, si les trois caractères extérieurs de la morve font défaut, comme on en signale maintenant d'assez nombreux exemples, la tâche devient extrêmement délicate et la sagacité des plus habiles praticiens est facilement mise en défaut dans de telles conjonctures. En effet, à quoi se rattacher alors? à la maigreur des sujets, à leur poil terne et piqué, à une toux légère, à leur nonchalance et à leur sueur facile après l'exercice, à un engorgement des testicules ou des articulations des membres, etc.? mais cet état général peut être la conséquence de tout autre état morbide, de l'anémie, de l'hydrothorax, par exemple !

Dans ces derniers temps on a beaucoup insisté, et avec raison, sur cette morve qu'on a appelée *latente, cachée, méconnue* (1). Vous avez été un des premiers, Monsieur le Directeur, à signaler à l'attention des praticiens cette forme insidieuse de la morve, surtout à l'occasion de l'importation des chevaux *hongrois* acceptés par la Compagnie des petites voitures de Paris, et dont les écuries avaient été infectées par cette forme perfide de l'affection morveuse. Aux faits que vous avez révélés vous-même viennent s'ajouter ceux qui ont été publiés par MM. Zundel, Peuch, Palat, Abadie, Pourquier, etc. Je ne m'en suis pas tenu là. Comme aujourd'hui, à l'École de Lyon, j'ai sous la main trois de nos anatomistes les plus autorisés, MM. Chauveau, Arloing et Toussaint, je les ai interrogés sur la fréquence de ces cas de morve intérieure ou larvée ; tous les trois m'ont affirmé qu'ils ne sont pas rares. M. Arloing m'a dit en avoir observé ici lorsqu'il était ou élève ou chef de service, et à Toulouse pendant qu'il y était professeur d'anatomie, et cela très-souvent, dit-il, sur des sujets qui avaient servi aux exercices de chirurgie avant d'être sacrifiés pour le service de la dissection, et après avoir passé, par conséquent, sous les yeux des pathologistes de l'École. M. Toussaint m'a cité un fait d'autant plus remarquable qu'il est revêtu de toute la rigueur expérimentale ; le voici : Un cheval de haute taille, très-maigre, mais paraissant sain, est choisi pour la préparation du nerf grand sympathique ; la région de la tête, celle de l'encolure et l'intérieur de l'abdomen étant disséquées, on ouvrit la cavité thoracique ; à son grand étonnement et son vif déplaisir, M. Toussaint trouva les poumons et le médiastin criblés de granulations tuberculeuses. Était-ce la morve, était-ce la tuberculose ? la question pouvait être posée ; pour la résoudre, MM. Chauveau et Toussaint inoculèrent la matière de ces petits tubercules à un âne ; au bout de neuf jours il mourait de la morve aiguë. La question était nettement tranchée. Enfin, j'ai observé moi-même, étant préparateur d'anatomie, quelques cas de ce genre ; je n'en ai pas gardé de notes, mais il en est

(1) Je préférerais l'expression de *morve larvée* (de *larva*, masque, déguisement) comme le disent les médecins de certaines fièvres à marche insidieuse

un dont je me rappelle parfaitement parce qu'il était caractérisé par une lésion assez rare : de nombreuses ulcérations morveuses existaient dans la trachée depuis le larynx jusqu'aux grosses bronches. Ces faits parlent assez haut d'eux-mêmes sans qu'il soit nécessaire de les commenter.

Je regrette de ne pouvoir appuyer de ma propre autorité la théorie que je soutiens ici, car je n'ai que très-peu pratiqué notre art ; mais, en compensation, qu'il me soit permis d'invoquer celle d'un de mes vieux amis, M. Delorme, d'Arles, dont personne ne contestera l'autorité, et dont les écrits, aussi nombreux qu'intéressants, ont souvent enrichi nos journaux vétérinaires. Aux quarante ans de pratique dont se targue M. Benjamin père, je puis donc opposer sans crainte la pratique encore plus longue et non moins éclairée de M. Delorme. Cet éminent confrère exerce son art dans sa ville natale depuis près d'un demi siècle, et, de plus, il a été longtemps maître de poste sur la route de Lyon à Marseille. Or, en sa double qualité de vétérinaire et de propriétaire d'un relais de poste, il avait toute compétence et tout intérêt à bien voir les choses et à les voir par lui-même. J'ai eu le plaisir tout récemment de voir M. Delorme, nous avons causé longuement de contagion et de spontanéité, et quoique spontanéiste de tradition, il m'a avoué qu'il n'a observé pendant sa longue carrière qu'un nombre si limité de cas de morve où la contagion paraissait absente, qu'ils lui inspirent, par cela même, quelque défiance. Voici au surplus ce qu'il m'écrivait sur ce sujet il n'y a pas longtemps : « Quant à la morve, après quarante-six ans de pratique, et après avoir vu plus de *mille* malades, je n'ai cru à la spontanéité que sur *deux* sujets ; partout ailleurs j'ai pu rapporter la maladie à la contagion. Mais, par exemple, ni pour la rage, ni pour la morve, je ne crois pas possible de les faire éclore à volonté, sous certaines influences. » Est-ce clair ! Enfin, je puis encore opposer à la juste autorité de M. Benjamin, après celle de M. Delorme, celle encore plus longue et non moins éclairée de M. Schaack, vétérinaire à Fontanin-sur-Saône, près de Lyon. Ce vénérable confrère, aujourd'hui un des doyens de notre art, n'est pas seulement remarquable par son savoir étendu, ainsi qu'en témoignent ses nombreux écrits, mais encore par sa dignité et son honorabilité exceptionnelles. Or, les lecteurs du

Recueil ont pu voir (1) une lettre que ce confrère me faisait l'honneur de m'écrire à l'occasion de mon premier travail sur les maladies virulentes, et dans laquelle il relate d'abord la disparition du farcin sur les chevaux de halage de la Saône par suite du lavage *radical* qu'opérèrent les grandes inondations de 1840 sur les deux rives de cette rivière en emportant la plupart des écuries infectées, et ensuite en disant son opinion, à cette occasion, sur la spontanéité de la morve.

La communication de M. Delorme est surtout importante en ce qu'elle me fournit la proportion relative de la prétendue morve spontanée et de la morve communiquée, proportion que j'avais vainement cherché à établir jusqu'ici. Et vous serez sans doute frappé comme moi, Monsieur le Directeur, de la similitude de cette proportion avec celle que vous et M. Dupont assignez à la rage spontanée par rapport à la rage inoculée; or, comme vous avez abandonné vos anciens errements relativement à cette dernière maladie, cela me fait espérer qu'il en sera de même bientôt à l'égard de la morve, si ce n'est déjà fait définitivement.

Je m'arrête là, Monsieur le Directeur, sur la question de la morve; si j'ai tant insisté sur son compte, c'est que les praticiens sont exposés à la rencontrer souvent, et que, bien mieux que le crapaud, et par sa fréquence et par son incurabilité, elle est le véritable opprobre de notre art. Ce sujet sera, du reste, complété, autant qu'il le comporte au point de vue sanitaire, par les considérations qui vont suivre.

Dans ma première lettre, pour soutenir la théorie de la non-spontanéité des maladies contagieuses, que professe aujourd'hui la grande majorité de l'École à laquelle j'ai l'honneur d'appartenir, je m'appuyais principalement sur les données fournies par les sciences exactes et par la statistique, et notamment par les travaux de MM. Pasteur, Cl. Bernard, Chauveau, etc. Aujourd'hui, sans renoncer à ces diverses sources d'information, je vais essayer de puiser, dans les sciences pathologiques elles-mêmes, des documents utiles à la cause que je soutiens, sinon avec talent, au moins avec conviction.

Dans la *Chronique* du mois d'avril 1875, de votre journal, vous démontrez, avec une admirable clarté, que la plupart des maladies

---

(1) Numéro de septembre 1874.

éruptives et contagieuses de la peau de l'homme et des animaux, malgré leur analogie symptomatique souvent très-étroite, n'en constituent pas moins des espèces morbides parfaitement distinctes et ne se transformant jamais les unes dans les autres; bien plus, ces maladies exigent chacune un terrain particulier et ne se transportent presque jamais d'un animal d'une espèce à un animal d'une espèce différente. Cela a été surtout démontré, et cette fois par la voie expérimentale, et conséquemment d'une façon certaine, scientifique, d'abord pour la variole de l'homme et la clavelée du mouton; puis pour la première et la petite vérole du porc, etc.; la vaccine seule peut, jusqu'à un certain point, prendre racine chez l'homme et la plupart des animaux.

D'un autre côté, dans celle du mois de mai, vous écrivez, à propos d'un travail de M. Degive sur la morve, la phrase suivante :

« La morve est une maladie virulente, à virulence spéciale, qui en fait une maladie spécifique, c'est-à-dire constituant une espèce particulière, distincte de toutes les autres. »

Ce que je désire bien établir ici, Monsieur le Directeur, aux yeux de vos lecteurs, c'est que vous, spontanéiste de tradition plus que de conviction, mais avant tout homme de science et de progrès, vous démontrez avec une grande clarté et une autorité non moins grande, que les maladies virulentes constituent des espèces morbides parfaitement distinctes les unes des autres, et encore plus distinctes des maladies spontanées ou physiologiques; que, depuis que le monde existe, et si loin que l'on remonte dans l'histoire de la médecine, on les trouve décrites avec les mêmes caractères exactement comme on le remarque pour les espèces végétales et animales, dont l'invariabilité ou l'immutabilité est si remarquable, et constitue, quoi qu'en disent Darwin et ses partisans, une des grandes lois de la nature. Si vous le voulez bien, Monsieur le Directeur, je vais vous citer un exemple très-remarquable de cette invariabilité des espèces dans les derniers degrés de l'échelle végétale, et qui se lie si bien au sujet que nous examinons ici.

Il existe trois plantes élémentaires et microscopiques, très-voisines les unes des autres puisqu'elles appartiennent au même genre, le genre *mycoderma;* la première est le *M. cerevisiæ* (levûre de bière); la seconde est le *M. aceti* (mère du vinaigre); et la troisième le *M. vini* (fleurs du vin). Malgré leur voisinage dans l'échelle des êtres microscopiques, ces trois *plantules* ont une organisation, un mode de reproduction et des fonctions parfaitement distinctes, et jamais on n'a observé la transformation de ces microphytes les uns dans les autres. Le *M. cerevisiæ* a pour fonction de changer le sucre en alcool et en acide carbonique; le *M. aceti*, de transformer l'esprit de vin en acide acétique; et enfin le *M. vini*, de brûler l'alcool du vin et de donner naissance à de l'eau et à de l'acide carbonique. Cela posé, si on essaye de substituer un de ces mycoderma à l'un d'entre eux, on verra que, non-seulement il n'y aura pas transformation de la plante élémentaire en une autre, mais encore qu'elle restera inactive sur le milieu qui ne lui est pas habituel, ou bien que, si elle agit, elle agira à sa manière et nullement comme la plante microscopique à laquelle on l'a substituée.

Peut-être serez-vous tenté, Monsieur le Directeur, ainsi que bon nombre de vos lecteurs, d'opposer à cette invariabilité des espèces végétales élémentaires, certaines métamorphoses vraiment singulières qu'on remarque dans quelques espèces animales rudimentaires, comme les helminthes, par exemple; mais ici ces changements ne sont que les phases diverses de l'existence d'un même être et aboutissant toujours au même résultat, la formation d'un être complet en son genre. C'est ce qu'on voit d'une façon encore plus nette chez la plupart des insectes qui passent successivement à l'état d'*œuf*, de *chenille*, de *chrysalide* et d'*insecte parfait*.

Les idées que j'expose ici sur la fixité des espèces physiologiques, même les plus simples, ne sont du reste pas nouvelles, car je lis, non sans surprise, le paragraphe suivant dans les œuvres de Lucrèce, savant poëte et philosophe romain, disciple d'Épicure, qui vivait dans la deuxième moitié du vii° siècle de la fondation de Rome (1):

« Si quelque chose s'engendrait de rien, les êtres de toute espèce pourraient naître indifféremment de toute sorte de corps, sans avoir besoin de germes particuliers. L'homme pourrait naître dans les ondes, les poissons et les oiseaux se former dans la terre, les troupeaux

---

(1) Lucrèce, *De la nature des choses* (*De rerum natura*), t. I, livre I, page 35. Didot jeune, an II de la République. Paris. Édition in-4°.

s'élancer des nues, et les bêtes féroces, enfants du hasard, se plaire également dans les lieux cultivés ou dans les déserts. Les arbres n'offriraient pas constamment les mêmes fruits; ils en changeraient chaque jour; tous les corps pourraient produire des fruits de toute espèce : car, s'il n'y a point de germes, dès lors plus d'ordre ni d'uniformité dans les générations. Mais, comme toutes les productions de la nature ont pour base des semences déterminées, elles ne naissent qu'à l'endroit où se trouve la matière qui leur est propre, les éléments qui leur conviennent; et c'est cette énergie, différente selon les principes, qui circonscrit les générations et entretient l'ordre dans la nature. »

En présence de cette invariabilité, de cette immutabilité des espèces végétales et animales élémentaires, et de celle non moins évidente des espèces morbides virulentes, comment voulez-vous, Monsieur le Directeur, que j'admette la naissance spontanée de ces dernières, quand l'état actuel de la science me recommande de la repousser pour les premières! Comment croire qu'un corpuscule virulent s'engendrera par des causes diverses pour produire un résultat constant, la même maladie! Comment admettre cela en présence de ce fait, si bien démontré aujourd'hui, que rien d'organisé, que la cellule la plus élémentaire, ne peut naître que sous l'influence de parties déjà organisées et similaires! Il m'est tout aussi difficile, enfin, d'admettre avec vous et un certain nombre de nos confrères, que la résorption purulente ou l'injection du pus dans les veines ou les lymphatiques puisse engendrer la morve chez le cheval, par conséquent que les globules du pus puissent se changer en corpuscules virulents. Il pourra se produire dans ces circonstances une manifestation morbide d'apparence morveuse, une *pseudo-morve*, mais non une morve véritable, c'est-à-dire transmissible par contagion ou inoculation. Nous examinerons ce point tout à l'heure d'une façon spéciale, il en vaut la peine.

Mais il est un argument auquel mes adversaires paraissent ajouter une grande importance, car presque tous ne manquent pas de le faire valoir, et que je tiens, avant d'aller plus loin, à réduire à ses véritables proportions; c'est de me dire que le premier chien enragé, le premier cheval morveux, etc., ont dû forcément le devenir spontanément! Je n'en sais rien, ni mes adversaires non plus, car on ignore et on ignorera toujours qui a été créé le premier, du virus ou de l'animal. Le premier homme, le premier cheval, le premier chêne... comment sont-ils nés ! Je l'ignore, mais ce qu'il y a de certain, c'est qu'ils sont venus au monde par un procédé qui nous est inconnu, mais qui, assurément, était différent des procédés actuels. Ce qui me paraît le plus sage, en l'état, c'est d'accepter l'explication donnée par la Genèse, attendu que sur l'origine des choses, sur les causes premières, l'homme n'a jamais rien su, ne sait rien, et probablement ne saura jamais rien. Acceptons donc, dans notre impuissance, comme le parti le plus sage, cette idée, que le bon comme le mauvais sont sortis un jour des mains de l'auteur de toute chose.

Il est, du reste, sur ce point, une remarque importante à faire : c'est que, si les espèces sont *permanentes*, les individus qui les composent sont *passagers*. Non-seulement après leur mort ils seront dévorés par des organismes inférieurs, des vibrions, qui restitueront ainsi leurs éléments matériels au monde minéral, mais encore pendant leur vie ils sont exposés à de nombreuses causes de destruction ; ils sont en proie, notamment, à une foule de parasites, végétaux ou animaux, qui sont chargés d'en assurer la perte, si on peut ainsi dire, et limiter la durée de la vie chez les individus des diverses espèces ; et ce qui prouve qu'il en est bien ainsi, c'est que, s'il existe des parasites communs à un grand nombre d'espèces, il en est aussi de spéciaux à certains animaux et à l'homme lui-même. D'après ces principes et ces faits, je me demande si les virus ne sont pas aussi des agents de destruction destinés à limiter l'existence de certains êtres, car s'il en est de généraux, comme la rage, le charbon, par exemple, il en est de spéciaux à certaines espèces, comme la morve et le farcin pour le cheval, le typhus et la péripneumonie pour le bœuf, la clavelée pour le mouton, etc.

Renault a fait dans un temps, avec votre aide et votre active coopération, Monsieur le Directeur, des expériences à l'École d'Alfort sur les transformations du pus en morve ; elles donnèrent un résultat favorable à l'hypothèse. Ces expériences furent-elles environnées de ces précautions minutieuses que réclame la rigueur scientifique? je ne sais ; en tout cas, il est permis de suspecter le milieu où elles furent exécutées, et je dirai avec M. Weber : Alfort est un lieu trop infecté pour ne pas inspirer quelques doutes sur la valeur des essais qui y ont été faits. Je n'ignore pas non plus que MM. Hering et Liautard ont obtenu, sinon la morve, au moins une apparence morveuse sur les chevaux en injectant du pus dans les veines; mais ces expériences, relativement peu nombreuses, ont-elles été faites de façon à écarter toute inconnue et avec la rigueur qu'exige la science expérimentale de nos jours? C'est ce que j'ignore, mais c'est ce qu'il est permis de mettre en doute d'après d'autres faits entièrement opposés.

Il résulte, en effet, des recherches de M. Gamgee (1), vétérinaire anglais; de M. Lafosse (2), professeur de clinique à l'École de Toulouse; de M. Saint-Cyr (3), professeur de pathologie à celle de Lyon; et enfin, de celles fort nombreuses de M. Chauveau (4), directeur actuel de cette dernière École, que l'injection du pus dans les veines ou les lymphatiques des chevaux donne souvent lieu à l'infection purulente, mais jamais à la morve.

A l'égard des recherches de M. Chauveau, qui n'ont pas été publiées encore, voici ce que nous disait dernièrement notre honorable collègue: J'ai fait, me disait-il, un grand nombre de ces expériences, près d'*une centaine*, et jamais je n'ai obtenu autre chose que l'infection purulente; et cependant, me faisait-il remarquer, la grande majorité, par motif d'économie, ont été faites sur des ânes, beaucoup plus sensibles, chacun le sait, à l'action du virus morveux que les chevaux. Malgré ces conditions très-favorables, jamais la morve aiguë ne s'est manifestée sur ces petits solipèdes, où elle a une marche foudroyante, ce qui n'eût pas manqué d'avoir lieu si la tranformation dont il s'agit s'était accomplie. Une seule fois, me disait M. Chauveau, j'ai obtenu une manifestation réellement morveuse: c'est en injectant du vaccin dans les lymphatiques d'un cheval; mais, ajoutait-il, je ne me suis pas mépris sur la nature réelle du phénomène. Un expérimentateur superficiel aurait pu en conclure que le virus vaccin s'était transformé en virus morveux; mais notre savant collègue ne s'est pas laissé prendre aux apparences: il en

---

(1) *Recueil de médecine vétérinaire*, numéro d'août 1875.
(2) *Traité de pathologie vétérinaire*.
(3) *Journal de médecine vétérinaire*, 1867, page 502.
(4) Communication orale.

a conclu tout simplement et tout naturellement que le sujet sur lequel il a opéré était en puissance de la morve à l'état d'incubation. Du reste, pareil résultat ne s'est jamais reproduit.

Enfin, il résulte d'un certain nombre de documents authentiques, publiés dans ces derniers temps, que la morve se développe si peu spontanément, que dans certaines contrées d'Europe elle est complétement inconnue. Ainsi, M. Zundel nous apprend (1) que cette maladie ne se voit jamais dans certaines îles du Danemark, en Islande et même en Norvége. Il nous fait voir aussi que cette affection ne se manifeste dans les mines de charbon de l'Alsace et de la Prusse rhénane, que lorsqu'on l'y importe d'une manière inconsciente (2). Enfin, M. Cornevin (3) a constaté, en traduisant un travail vétérinaire italien, que la morve des chevaux est une maladie complétement inconnue en Sicile.

Je ne crois pas devoir insister davantage, Monsieur le Directeur, sur le peu de probabilité du développement spontané des maladies virulentes en général et de la morve en particulier; ce serait un soin superflu en présence des documents mis sous les yeux de nos lecteurs et du courant qui s'établit de plus en plus en faveur des idées que je soutiens ici avec votre puissant concours. Ce qui va suivre en sera, du reste, le complément nécessaire. Je passe donc à l'examen critique des faits cliniques considérés au point de vue de l'étiologie des maladies contagieuses, faits sur lesquels s'appuient, bien à tort selon moi, les partisans de la spontanéité.

Tout d'abord, et comme principe général, je déclare hautement, Monsieur le Directeur, que je repousse tous les faits cliniques passés, présents et futurs, comme moyens de démontrer l'origine des maladies en général, et spécialement des maladies virulentes, et que je les considère comme incapables de résoudre la question qui nous divise. Mais comme dans un débat de cette gravité il ne suffit pas de dire, mais qu'il est indispensable de prouver ce qu'on avance, je vous demande la per-

---

(1) *Recueil de médecine vétérinaire*, juillet, 1875.

(2) *Recueil de médecine vétérinaire*, février, 1876.

(3) *Journal de médecine vétérinaire et de zootechnie*, 1876, p. 302 et 303.

mission d'analyser sévèrement tous les faits cliniques pris dans leur ensemble et de les considérer surtout dans leur génèse et leurs conséquences.

Un fait clinique se dédouble toujours en deux portions distinctes : celle qui est l'œuvre du praticien et celle qui revient à ses clients; en un mot, le *diagnostic* et les *commémoratifs*. Examinons donc ces deux parties du fait clinique et voyons le degré de confiance qu'elles doivent nous inspirer.

Un animal malade étant présenté à un praticien, celui-ci l'examine avec soin et avec méthode : il explore la plupart des fonctions par les procédés connus et enseignés; il se sert au besoin des instruments grossissants, du thermomètre, de l'analyse chimique, etc., en un mot, de tous les moyens que les sciences exactes mettent à sa disposition. Bref, l'examen du malade étant terminé, le vétérinaire porte son jugement et établit ce qu'on appelle le *diagnostic*, c'est-à-dire qu'il détermine le siége et la nature de la maladie du sujet soumis à son examen. Du diagnostic dérivent comme des conséquences forcées le *pronostic* et le *traitement* de la maladie déterminée. En général, cette partie d'un fait clinique doit nous inspirer une certaine confiance, parce qu'elle est l'œuvre d'un homme de l'art, c'est-à-dire d'un homme qui sait; cependant, sans vouloir l'amoindrir, il est permis de dire que la confiance qu'il inspire n'est pas absolue, et qu'ici, comme dans beaucoup d'autres circonstances :

Tant vaut l'homme, tant vaut la chose.

Et si Molière a pu dire qu'il y avait fagot et fagot, on peut ajouter avec non moins de raison qu'il y a aussi diagnostic et diagnostic; il ne faudrait pas beaucoup d'effort d'esprit pour en distinguer d'*empiriques* et de *scientifiques*.

Par exemple, j'appelle *diagnostic empirique* le jugement que l'on porte sur une affection de poitrine sans employer l'auscultation et la percussion, comme le font encore certains praticiens; il en est de même du diagnostic des affections cutanées sans l'emploi de la loupe ou du microscope; du diabète et de l'albuminurie sans l'analyse des urines, et surtout du diagnostic des maladies virulentes, objet de cette étude, sans l'emploi de l'inoculation, etc., etc.; il me serait, en effet, facile de multiplier les exemples; je préfère laisser ce soin à chaque lecteur.

Mais le diagnostic étant établi, tout n'est pas terminé pour le praticien, il doit procéder à une sorte d'enquête auprès de ses clients pour découvrir l'origine de la maladie caractérisée, et c'est là précisément cette deuxième portion du fait clinique que l'on appelle les *commémoratifs*. C'est, en effet, une tendance naturelle à l'esprit humain, qu'un phénomène étant donné, on est porté à remonter à sa cause ; or, les maladies, qui sont des phénomènes morbides, ont des causes très-nombreuses, fort diverses et souvent mal connues. Néanmoins, je crois qu'on pourrait les rattacher à trois chefs principaux : 1° le sujet tient sa maladie de ses parents (hérédité); 2° elle provient du contact avec d'autres animaux (contagion); 3° enfin la maladie naît par suite de modifications défavorables survenues dans les agents hygiéniques (spontanéité). Le devoir du praticien est de découvrir l'origine, la génèse de la maladie qu'il a diagnostiquée et de déterminer la catégorie des causes qui l'ont produite. Dans cette partie de sa tâche son rôle n'est plus aussi actif, ce sont ses clients qui ont la parole, qui recèlent la vérité d'une façon consciente ou inconsciente et qu'il est toujours difficile de leur arracher. Voyons comment on procède à cette espèce d'enquête, à cette recherche des commémoratifs.

Le praticien, dans cette circonstance, peut avoir affaire au propriétaire de l'animal malade ou à ses serviteurs. Dans le premier cas il se trouve dans les meilleures conditions possibles pour découvrir la vérité, car les possesseurs d'animaux sont généralement plus instruits, plus intelligents et surtout plus sincères que leurs domestiques. Néanmoins on ne doit accepter leur dires qu'avec une grande circonspection et sous le bénéfice d'un examen sévère, attendu qu'ils peuvent tromper le praticien à leur insu et avec la meilleure foi du monde. Témoin ce propriétaire de la chienne morte à l'École d'Alfort d'une prétendue rage spontanée. Cet homme était incontestablement intelligent et, de plus, comme il tirait un revenu relativement considérable de chaque portée de sa chienne, il avait le plus grand intérêt à la surveiller de près; pourtant elle parvint à tromper sa vigilance, puisqu'à l'autopsie on trouva des petits dans la matrice. En donnant des renseignements erronés au professeur de clinique de l'École d'Alfort, il se croyait dans la vérité, et pourtant il était dans une erreur complète. Voilà pour les propriétaires.

Mais si le vétérinaire, — comme cela arrive dans la grande majorité des cas, — se trouve en présence d'un domestique, son enquête sera bien plus difficile et encore moins concluante; en s'adressant à cette *couche sociale*, pour employer une expression devenue fameuse, il a moins de chance de rencontrer de l'intelligence et surtout de la sincérité. Outre que, en général, la domesticité ne se fait pas scrupule de donner des entorses à la vérité, elle a presque toujours intérêt à la dissimuler, car souvent les animaux deviennent malades par suite de la négligence, de l'ineptie ou de la brutalité des gens chargés de leur donner des soins ou de les conduire. Le praticien doit donc n'accepter leurs affirmations qu'avec une extrême défiance et, autant que possible, que quand elles ont été appuyées par l'autorité de personnes désintéressées dans la question. Voyez, par exemple, ce qui est arrivé à M. Weber, vétérinaire à Paris : un domestique de grande maison, préposé à la garde et à la surveillance d'un chien, le laisse mordre par sa négligence; peu de temps après la rage se déclare et le chien est conduit dans le chenil de M. Weber, vétérinaire de la maison, où il ne tarde pas à mourir.

Le domestique, qui tenait beaucoup à sa position, dissimule le plus qu'il peut sa faute et affirme au praticien que le chien était l'objet d'une surveillance si étroite, qu'il est impossible qu'il ait été mordu; sur la foi de cette déclaration, que le vétérinaire croyait sincère, la mort de ce chien fut considérée comme un cas bien authentique de développement spontané de la rage. Mais, au bout de dix ans, le domestique, ayant quitté sa place, vint trouver M. Weber, et par une sorte de remords de conscience, lui déclara qu'il l'avait trompé sur l'origine de la prétendue rage spontanée et que le chien mort chez lui avait été mordu par un chien errant. Voilà ce que valent les déclarations des domestiques.

Si j'ai rappelé ces deux faits, déjà connus des lecteurs, c'est qu'ils sont tout à fait caractéristiques, et peignent bien ce qui se passe le plus souvent entre le praticien et les possesseurs ou conducteurs d'animaux.

En présence de pareils faits et de semblables précédents, il m'est bien difficile, Monsieur le Directeur, d'accepter les faits cliniques comme moyens de résoudre la question de spontanéité ou de contagion que nous discutons ici. Et en cela, remarquez-le bien, je n'entends blâmer ni critiquer qui que ce soit; les faits cliniques sont ce qu'ils peuvent être; mais je trouve que, même les plus consciencieusement recueillis, sont insuffisants pour prouver l'origine certaine des maladies virulentes.

S'il est possible d'accepter la partie diagnostique des faits cliniques, qui est l'œuvre directe du praticien, nous devons tenir en juste suspicion la partie commémorative, dans laquelle il ne joue qu'un rôle purement passif. Cette portion du fait clinique, que j'appellerais volontiers *testimoniale*, ne s'établit que par suite d'une sorte d'enquête du praticien auprès de ses clients; or, chacun sait ce qu'est une enquête : qu'elle soit administrative, judiciaire ou scientifique, il est bien difficile d'arriver par cette voie à l'établissement d'une vérité rigoureuse. Cela est si vrai que la loi française n'admet comme valable la preuve testimoniale que quand elle est fournie par deux personnes désintéressées dans la question, tout au moins dans les matières civiles. Le législateur a compris, en effet, qu'on se heurte souvent contre l'ignorance ou la mauvaise foi des hommes, et qu'il faut toujours tenir compte dans les choses d'ici-bas, de cet inévitable *errare humanum est*, qu'avaient déjà constaté les anciens.

Je pourrais à la rigueur m'en tenir là, Monsieur le Directeur, sur la valeur étiologique des faits cliniques, car il me semble que ce que je viens d'exposer est assez clair pour entraîner la conviction de la plupart de vos lecteurs. Mais comme c'est là le point important du débat, et que je désire qu'il ne reste aucun doute dans l'esprit de personne, je vous demande la permission d'appuyer mes dires sur des exemples d'une authenticité incontestable.

La gale de l'homme et des animaux, avant qu'elle eût été étudiée scientifiquement, était considérée comme une maladie spontanée, naissant au milieu de mauvaises conditions hygiéniques, et peut-être existe-t-il quelques vieux praticiens qui croient encore à ce mode de développement de la gale. De plus, cette affection cutanée était considérée comme très-tenace et très-grave, donnant lieu à des accidents internes, disparaissant difficilement quand une fois elle avait envahi certains groupes d'hommes ou d'animaux, etc. Mais dès qu'on eut découvert les *acares* à l'aide de la loupe et du microscope, dès qu'on eut étudié les mœurs de ces arachnides, dès qu'on eut constaté qu'elles creusaient sous l'épiderme des sillons comparables aux galeries que la taupe pratique sous le sol, etc.; il n'y eut plus aucun mystère dans l'histoire de cette maladie et son étude fut bientôt d'une rigueur toute scientifique et dans sa genèse et dans son traitement.

Pourtant les faits cliniques démontrant la spontanéité de la gale ne manquaient pas dans les annales de la science; la mauvaise nourriture, l'excès de travail, la malpropreté, etc., tels étaient les facteurs habituels de cet état morbide, d'après les anciens praticiens. On sait aujourd'hui ce que tout cela vaut.

Un exemple encore plus frappant de l'incapacité des faits cliniques à démontrer la genèse des maladies, peut être tiré de l'étude des parasites visibles, des entozoaires ou helminthes. Lorsque ces petits animaux habitent un appareil en communication directe avec l'extérieur, comme le tube digestif, les voies respiratoires, etc., on admet facilement que leurs germes puissent venir du dehors; mais quand ils résident dans des tissus ou des organes clos de toute part, comme le tissu cellulaire (cysticerque), les muscles (trichine), l'œil (filaire), le cerveau (cœnure), etc., il est bien difficile d'admettre une origine extérieure et on est tout naturellement porté à croire à une génération spontanée. Aussi un de vos collaborateurs a-t-il publié naguère un Mémoire sur le tournis, où il admettait l'origine du cœnure par l'hérédité et la spontanéité. Et comment l'en blâmer? Quoi de plus vraisemblable, en effet, que la spontanéité de ce parasite! Comment admettre qu'un organe aussi bien protégé que le cerveau puisse être envahi par un ennemi venant du dehors? Et certes les faits cliniques ne devaient pas manquer à l'appui de la théorie que soutenait le savant praticien auquel nous faisons allusion. Et pourtant, nous savons aujourd'hui, en dépit de la vraisemblance, et en dépit des faits cliniques, que le cœnure vient réellement du dehors et que le germe qui lui donne naissance sait parfaitement se frayer un passage jusqu'à la pulpe cérébrale! Ce que nous disons ici du cœnure nous pourrions le dire de la plupart des helminthes, qui ont été très-bien étudiées dans leur genèse et leurs transformations, surtout depuis une vingtaine d'années, non pas par des cliniciens, comme on serait porté à le croire, mais bien par des physiologistes et des naturalistes. Du reste, je ne veux pas insister sur ce point si évident, je préfère renvoyer vos lecteurs à l'article Helmisthe du *Dictionnaire de médecine et de chirurgie vétérinaires*, qui se publie sous votre direction, et dans lequel M. Baillet a exposé l'état de la science sur ce point d'une façon si complète.

Enfin, n'est-il pas évident, Monsieur le Directeur, que si M. Saint-Cyr avait fait quarante ans plus tôt ses expériences si nettes et si précises sur la contagion de la morve et du farcin, l'erreur de doctrine que nous avons signalée dans notre première lettre, et qui a été si préjudiciable aux intérêts privés et publics, eût été impossible et que les faits cliniques sur lesquels reposait le système de la non-contagion, auraient disparu comme l'ombre devant la lumière?

D'après ce qui vient d'être dit et démontré par des faits, il me semble, Monsieur le Directeur, qu'il est maintenant de toute évidence que les faits cliniques sont impuissants à trancher la question qui nous divise, et que l'expérimentation rigoureuse et vraiment scientifique est seule capable de faire voir de quel côté est la vérité : c'est ce qu'il fallait démontrer, comme disent les mathématiciens, et je crois l'avoir fait.

Je sais bien, Monsieur le Directeur, ce que vous allez m'objecter ; vous me direz sans doute : Vous voulez donc proscrire *l'observation clinique*? Telle n'est pas et telle ne peut être ma pensée. Tout ce que le praticien nous apprendra sur les symptômes, les lésions et le traitement des maladies, surtout s'il a procédé avec méthode et précision, doit être accueilli avec empressement, parce que c'est son œuvre directe et qu'il a agi avec connaissance de cause, c'est-à-dire comme un homme instruit. Il est même des points dans l'art de guérir qui ne peuvent être élucidés que par la voie de l'observation clinique. Je citerai de préférence, comme étant plus dans ma spécialité, les vertus curatives des médicaments qui ne peuvent être établies que par cette voie ; en effet, s'il est possible d'étudier d'une manière très-nette et très-précise l'action physiologique de ces agents, il est de toute évidence que nous ne pouvons constater leurs effets thérapeutiques que sur des animaux malades, et qu'il est rarement possible de faire naître expérimentalement les états morbides sur lesquels on voudrait étudier les vertus curatives des remèdes. J'accepte donc, comme vous voyez, la partie pathologique et la partie thérapeutique des faits cliniques; mais je rejette la partie étiologique ou commémorative comme presque toujours entachée d'erreurs, en dépit des soins et des efforts du praticien.

Mais nous touchons là, Monsieur le Directeur, à un point bien important et bien délicat de notre art : il s'agit des méthodes scientifiques appliquées à l'étude des maladies, et sur lesquelles nous paraissons différer aussi d'opinion, car vous avez grande confiance dans l'observation clinique, tandis qu'elle ne m'inspire qu'une foi très-limitée. Je ne crois pas qu'il soit possible par la voie de la clinique seule, comme les faits exposés le prouvent, d'établir une *loi scientifique* quelconque, et surtout une loi étiologique comme celle qui nous divise, c'est-à-dire la genèse des maladies virulentes; à l'expérimentation seule appartient un pareil rôle. C'est là un point doctrinal très-important et qui domine le sujet qui nous occupe; aussi avais-je en tout d'abord la pensée de le développer ici avec soin et avec détails, mais les dimensions que cette lettre a prises m'y ont fait renoncer. Ce sera l'objet d'une troisième lettre que j'espère pouvoir écrire bientôt, si l'avenir me laisse et la vie et la force.

Vous appartenez, Monsieur le Directeur, ainsi que vos correspondants et la plupart de nos lecteurs, à une École scientifique que j'appellerai *clinicienne* et dont M. Renault est le chef incontesté et incontestable.

Cette École, qui domine encore l'enseignement pratique vétérinaire, surtout à l'École d'Alfort, accorde la prépondérance du fait clinique sur le fait expérimental, ce qui est contraire à la vérité et à la nature même des choses. Pour les partisans de cette École, le *fait clinique* est tout et juge tout; c'est pour eux une espèce de *fétiche* devant lequel ils sont en adoration perpétuelle; aussi en accumulent-ils le plus qu'ils peuvent, s'imaginant que le nombre peut ici suppléer la qualité, ce qui est une lourde erreur, car si chaque unité vaut un zéro, la somme lui sera forcément égale. Aussi, je me permettrai de dire à mes chers confrères les cliniciens, comme le fabuliste :

Le moindre fait expérimental ferait bien mieux mon affaire.

Ici, à l'École de Lyon, sans négliger les données précieuses fournies par la clinique, on donne la préférence aux résultats obtenus par l'expérimentation comme plus précis et plus complétement dégagés des causes d'erreurs, des inconnues, qui accompagnent toujours et forcément les faits cliniques, surtout en ce qui concerne l'étiologie. C'est du reste une vieille tradition dans la primitive École de faire une large part à l'expérimentation, même dans le domaine des sciences appliquées; témoin les recherches si précises de Gohier au commencement de ce siècle sur la pathologie, la thérapeutique et l'hygiène. S'il y a eu une sorte d'éclipse à cet égard durant le règne de la doctrine de Broussais dans notre enseignement, la tradition s'est renouée plus tard et aujourd'hui la méthode expérimentale est en pleine activité parmi nous, grâce surtout à l'habileté et aux efforts de MM. Chauvéau, Saint-Cyr, Arloing, etc.

Je ne veux pas pousser plus loin ce débat dans la crainte de fatiguer vos lecteurs; je tiens seulement à établir que si nous ne nous entendons pas sur l'origine des maladies virulentes, c'est que nous ne sommes pas d'accord sur la méthode qu'il convient d'employer pour donner la solution de cette question difficile. Vous et vos correspondants vous croyez pouvoir la résoudre par la voie de l'observation clinique, tandis qu'ici nous la rejetons comme insuffisante et nous donnons la préférence exclusive à la méthode expérimentale. Les principes nous donnent raison aujourd'hui, et j'espère que l'avenir ne nous démentira pas.

Encore quelques mots, Monsieur le Directeur, et j'en aurai fini.

Dans ma première lettre j'avais divisé les maladies contagieuses qui sont du ressort de la police sanitaire en trois catégories : les maladies *parasitaires*, les maladies *éruptives*, et les maladies *virulentes* proprement dites. Peut-être conviendrait-il d'y ajouter une quatrième variété à l'imitation de ce qui a lieu dans la médecine humaine, les affections *infectieuses*. Ces maladies étant peu connues encore chez les animaux, je vais les laisser caractériser par un praticien éminent de notre ville, M. le docteur Rodet, frère de notre ancien et regretté Directeur, dont vous connaissez le savoir étendu et le solide jugement.

« Les maladies infectieuses, dit-il, sont produites par des substances morbifiques provenant de la décomposition putride des matières organiques. Les miasmes répandus dans l'air en quantité suffisante détermi-

nent dans les organismes prédisposés des maladies infectieuses ou mias-
matiques. Il importe de les diviser en trois catégories : 1° ceux qui
résultent de la décomposition des substances animales; 2° ceux qui sont
dus à la décomposition des matières végétales; 3° ceux qui proviennent
de substances animales et végétales, c'est-à-dire les miasmes mixtes.

« Quand le miasme provient de substances animales décomposées, on
comprend que l'organisme infecté reproduise un miasme qui participe
de l'animalité; la maladie est alors susceptible de se transmettre par
contagion.

« La putréfaction des substances végétales donne aux miasmes une
nature différente. L'organisme infecté ne peut reproduire le miasme.
Lorsque le miasme procède de substances mixtes, il n'est pas étonnant
que les maladies soient moins susceptibles de se transmettre par contagion que les premières et plus que les secondes. Ainsi la peste, la fièvre
jaune et le choléra sont moins contagieux que les maladies infectieuses
déterminées par les substances animales en décomposition.

« Lorsqu'une maladie infectieuse produite par des miasmes fixes est
susceptible de se reproduire par contagion, est-elle également susceptible de devenir virulente? Là est le nœud de la question. Elle est
devenue contagieuse, mais elle n'est point virulente, ce qui tient à la
différence d'origine. D'un côté c'est un virus, de l'autre, c'est un miasme
résultant de la décomposition putride (un ferment).

« Que l'on prenne deux séries composées chacune de dix individus
atteints : ceux de la première série de maladie virulente, ceux de la seconde de maladie infectieuse, et que l'on répande, en les dispersant, ces
vingt individus au milieu d'autres personnes non atteintes de maladies
semblables; les dix virulents répandront la maladie partout, tandis que
la maladie dont seront frappés les dix infectieux s'éteindra d'elle-
même; elle sera sans retentissement, à quelques exceptions près. Les
communications n'iront pas plus loin; l'extinction du mal aura lieu sur
place » (1).

Les maladies infectieuses admises par les médecins sont assez nombreuses; elles comprennent la fièvre typhoïde, la fièvre puerpérale,

---

(1) *Journal de médecine vétérinaire de Lyon*, 1867, p. 488.

l'érysipèle, la dysenterie, le typhus des camps, le choléra, la peste, la fièvre jaune, etc. Chez les animaux, les maladies de cette catégorie paraissent peu nombreuses; elles ne comprennent guère que l'affection typhoïde du cheval, le charbon de tous les animaux, le sang de rate du mouton, etc. Du reste, c'est une question qui regarde les pathologistes; mon but a été seulement de compléter la liste des maladies contagieuses objet de ce débat.

Je m'arrête, Monsieur le Directeur, et cette fois tout de bon et peut-être pour toujours, car, ainsi que je le promettais au début de cette lettre, j'ai dit tout ce que j'avais à dire sur ce sujet et je n'y reviendrai désormais que contraint et forcé. En écrivant cette longue lettre je ne crois pas avoir dépassé mon droit ni fait un mauvais usage de la discussion qui s'est engagée dans le journal que vous rédigez, sur le sujet si important des maladies virulentes. Je dis plus, je crois avoir rempli mon devoir de professeur en consultant les documents et les faits, en les analysant et les comparant entre eux, en m'inspirant du courant actuel de la science, et en cherchant à y découvrir la vérité sans idée préconçue et sans parti pris. J'espère aussi être resté fidèle aux principes de discussion que j'avais posés au début de cette lettre et qu'aucun de mes confrères n'aura été blessé par moi, car si j'ai discuté avec fermeté les idées de mes adversaires, comme c'était mon droit et mon devoir, j'ai scrupuleusement respecté leurs personnes et ménagé leur amour-propre. Si je m'étais abusé sur quelques-uns de ces points, je supplie mes adversaires de me le pardonner en faveur de l'intention, qui a été d'être utile à la science, à notre profession et à notre pays. Enfin permettez-moi de m'abriter selon la coutume derrière un vieil adage tiré de la sagesse des nations, et de dire en terminant :

Fais ce que dois, advienne que pourra.

Veuillez agréer, Monsieur le Rédacteur, etc.   F. TABOURIN.

Lyon 1er juin 1876.

66329   PARIS. — Typographie de Ve RENOU, MAULDE et COCK, rue de Rivoli, 144.

9 782329 232140